5分鐘深層肌肉鍛鍊術

《零脂肪蘋果操》全新封面版

楊昕諭（小霓老師）著

好的方法、對的概念，就能幫助我們擁有健康的身體，還能變得比較有線條！

聽楊昕諭老師說她的新書裡面「用一顆蘋果做運動」，一開始愣了一下，但再仔細思考，才理解到原來楊老師是要「借用蘋果，來協助做每一個動作跟小群肌肉的平衡，以配合大群肌肉在做運動時所需的均衡力量」。這其實蠻有趣的，真是很有創意！

在這本書裡，楊老師把該鍛鍊的肌肉族群及鍛鍊原因，都描述歸納得很清楚，而且，她所設計的動作既不複雜，也不易造成肌腱拉傷；再加上圖示清晰好讀、簡單易懂，真的非常適合大眾一起來學習、鍛鍊身體。

現在，就連我太太跟小孩也都會做書裡面的一些動作，並在做操的過程中，同時了解到身體哪一個部位的肌腱比較緊繃、比較需要注意，也因此，我的小孩在姿態上比較挺立、不會彎腰駝背。而即便已有駝背問題，不管小孩還是大人，舉例來說，就可以藉由楊老師的「蘋果操」腰腹篇來加強胸大肌、腹直肌跟腹橫肌的鍛鍊，讓這些肌肉群可以加強支撐腰椎及背椎的幅度，進而有效改善駝背姿勢。

也因此，我已經開始在對我的病人及朋友們推薦「用楊老師的書來做運動！」因為事實上，有效的運動並不需要太多或複雜化的器材或設備，反而是「好的方法、對的概念，就能幫助我們擁有健康的身體，還能變得比較有線條！」而「5分鐘深層肌肉鍛鍊術」正是這樣的一套方式，不但能有幫助達到運動的目的及效果，也才會真的省時間、不浪費體力、避免錯誤運動造成的傷害！

前亞太區脊骨神經醫學聯盟　秘書長
世界脊骨神經醫學聯盟(WFC) 台灣代表 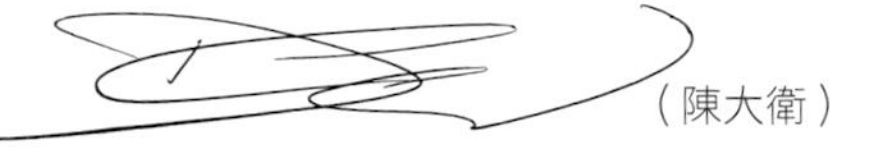（陳大衛）

作者序 5分鐘運動到深層肌肉的鍛鍊術

現代人生活忙碌，以上班族來說，上班時間十小時，用餐時間三小時，睡眠時間八小時，一天只有二十四小時，你只剩三個小時是屬於自己的時間。全職媽媽更不用說了，除了忙家事還要照顧小孩，完全沒有屬於自己的時間，所以根本無法有多餘的時間去做其他的事情，甚至運動。如果上帝允諾可以多給5分鐘的時間，你們會用來做什麼？我想～大家會異口同聲地說「睡覺」。

然而「時間」對我們現代人來說是相當寶貴的，但「健康」更為重要！沒有健康的身體，賺再多錢也沒體力花，我想或許可以住個VIP病房吧（笑）！ 錢賺那麼多最後落得這下場，何必呢？

不然這樣…就給我個5分鐘吧？！從用餐聊天時間裡抽出來的5分鐘也好，從睡前滑手機中抽出來的5分鐘也罷！就給我短短的5分鐘，就短短300秒的時間，讓我來幫助你的健康吧！每天這樣短短的5分鐘，就可以延年益壽，這應該是個相當好的投資，我們何樂而不為呢？

先回答大家一個很困惑的問題吧！**「5分鐘內真的能動到深層肌肉嗎？」**我的答案是肯定的！！只要妳照著我的步驟去做去實行，其實不用5分鐘，3分鐘就有Fu了！為什麼？因為我設計的每個動作中都能立即強烈燃燒脂肪，只要你動作正確，每天確實實施**「5分鐘深層肌肉鍛鍊術」**，並且搭配飲食控制，相信我，你一定可以在短短時間內瘦下來！

這本書讓我們結合了**「動」**與**「吃」**的概念，就會看到強大的瘦身效果，並以「蘋果」來當動作的輔助道具，利用「蘋果」來做正確施力的關鍵點。

那你們一定又想著短短5分鐘就能快速燃燒脂肪，想必動作一定很難吧？（看官心裡OS很多，因為我也是）NO NO NO！我的動作一點都不難，平常有空就可以做，只要動作正確！我在課堂中一直強調將基本功扎實，才會將我們的身體機能發揮到淋漓盡致！並且在**「動作中使用正確的呼吸方式」**來運動，會讓我們的效果更加分！

看到這裡，有心動的感覺了嗎？想要讓身體在5分鐘內立即強烈感受燃燒脂肪嗎？準備好愉快的心情，換上一套舒適的衣服，拿好你的蘋果，讓我們一起擊敗肥胖吧！！

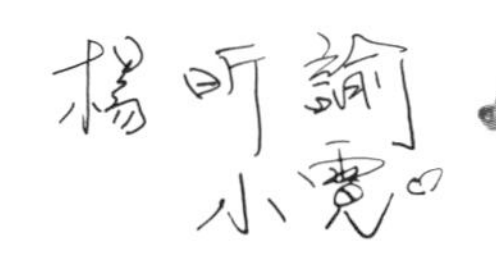

目次 Contents

PART 2 讚！

拿蘋果做有氧操＋吃蘋果補纖維質，3天瘦一圈的秘訣，就在「雙效燃脂」！

PART 3 動！

做操前「小暖身」‧做操後「大休息」！蘋果操6大部位、39招瘦身絕技大公開！

✦ 手臂 蘋果操 ✦

✦ 腰腹 蘋果操 ✦

✦ 臀部 蘋果操 ✦

✦ 腿腳 蘋果操 ✦

✦側身 蘋果操(S曲線)✦

✦全身 蘋果操✦

PART 4 吃！
飯前吃、當正餐吃，都能「助瘦」！2種方式享用「蘋果餐」，不挨餓就能讓妳輕鬆瘦！

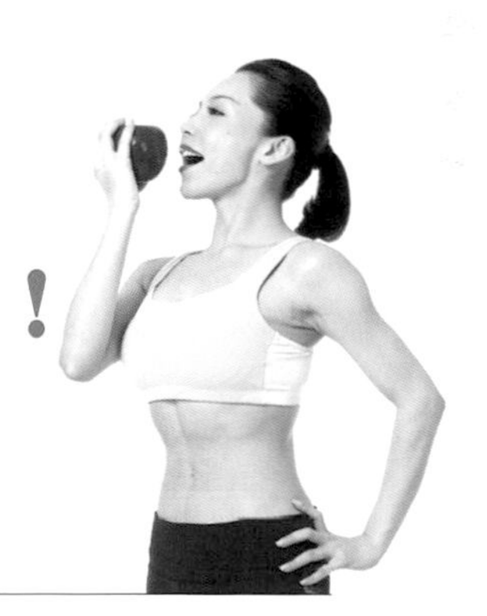

4 香蕉人 直筒身、駝背、胸部小

➡「蛋白質、好油、維生素E、鈣」吃太少！

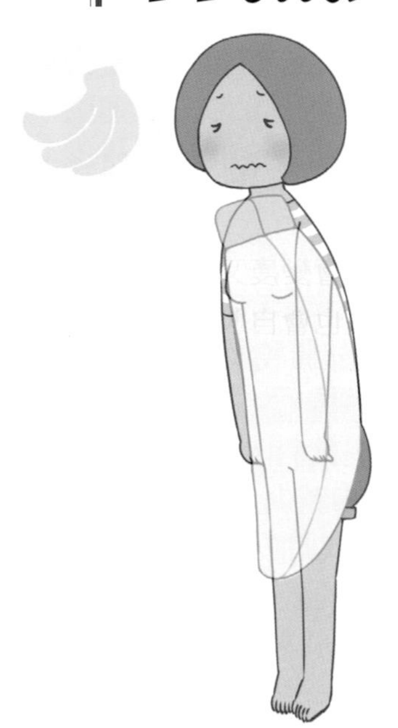

☐ 體型直硬、「三圍」看起來只有「一圍」沒有腰身曲線，側看塌胸又駝背，肌肉鬆軟、沒彈性。

☐ 蛋白質吃太少，肌肉就難生長、也難以燃燒熱量，體脂肪很高，做很多運動也難以雕塑曲線。

☐ 怕吃油變肥油？身體缺少好油(不飽和脂肪)，使得胸、臀的肌肉沒彈性，反倒增加了肚子的肥肉。

☐ 維生素E吃太少，代謝力衰退、肌膚鬆弛暗黃。

☐ 缺少鈣與維生素D合作健骨，體態駝背。

5 榴槤人 體脂肪高、肉鬆缺水

➡「醣類、鈣、鎂、水份」吃太少！

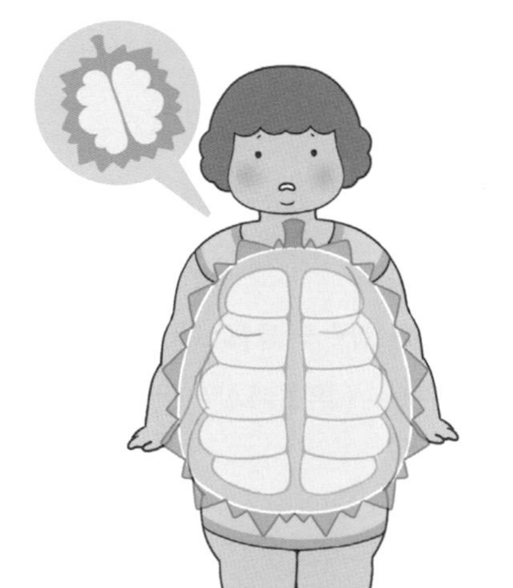

☐ 身體像是一片片白白軟軟的「榴槤肉」，不一定很胖，但脂肪團散佈不平整，體脂、血脂都偏高。

☐ 因為怕胖不太吃醣類，肌肉缺少能量，對任何運動都感到懶惰。

☐ 使用錯誤的熱量飲食法，運動前30分鐘應該補充醣類當熱量，結束後應該補充蛋白質修補肌肉。

☐ 缺少鈣、鎂，讓醣類、蛋白質、脂肪的運作變糟，不但無法變成能量，反而造成肉鬆、水腫。

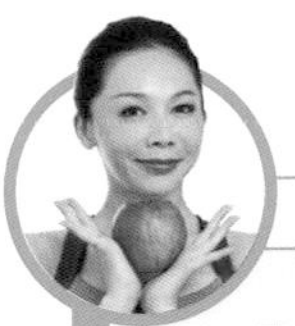

小霓老師專欄

人體會自製「瘦體素」，但吃太少、動太多都會讓它變少！

身材會發胖變形，都是因為吃太少上述那些**「燃脂速瘦營養素」**；只要妳對症調整飲食，多攝取天然的助瘦養份，自然會變瘦又健康！厲害的是，美國生物學家Douglas Coleman發現人體也會自製「瘦體素」（Leptin），它是由脂肪產生的蛋白質荷爾蒙，負責調節熱量的攝取消耗、控制食慾和飽足感，等於是人體肥胖的密碼。

瘦人的瘦體素多，所以代謝好，能抑制脂肪合成，而胖人正好相反。所幸，聯合國營養學家推薦，多補充能促進瘦體素分泌的7種天然食物，讓胖人也能很快瘦下來：❶**蘋果皮果膠（加醋）**、❷**苦瓜**、❸**杏仁**、❹**豆類**、❺**雞蛋**、❻**牛奶**、❼**海魚**。每增加1%瘦體素，就加快細胞燃脂率3%，能減掉約0.3公斤喔！

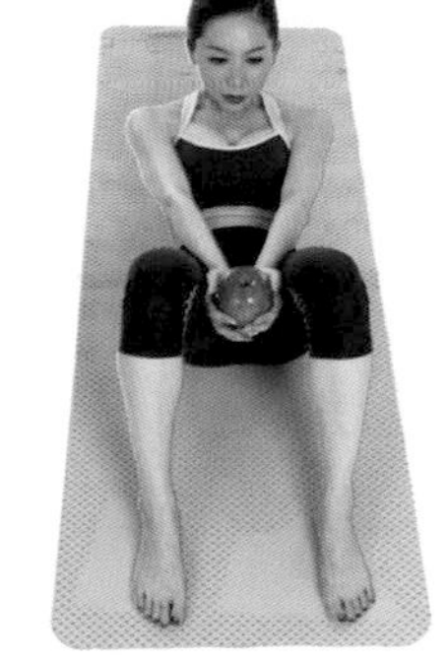

運動也是維持瘦體素的關鍵。但運動過度熱量消耗過多失衡，反而會抑制瘦體素分泌；再者，激烈運動用掉肌肉的肝醣（並非脂肪），產生饑餓感，會呼喚出大量胰島素，都會讓脂肪囤積更嚴重。所以說，小心錯誤的運動讓妳更胖！規律、中低強度的有氧運動，才能照顧好妳的瘦體素！

行政院衛福部提醒妳 ➤【 4大肥胖警戒線 】

❶BMI值：勿超過24。（BMI值 ＝ 體重公斤 ÷ 身高公尺 ÷ 身高公尺）

❷體脂肪：30歲前勿超過24%；30歲後勿超過27%。（男生減4%）

❸腰　圍：女生勿超過31.5吋；男生勿超過35.5吋。

❹血脂肪：「總膽固醇」勿超過200（單位：mg/dl）；
「三酸甘油脂」勿超過150；「低密度脂蛋白膽固醇」勿超過130；
「高密度脂蛋白膽固醇」勿低於50（男生勿低於40）。

真的嗎？不動一定胖！但「運動過度」反而更難瘦？

7種「無效減肥」，原來都是錯誤的「動太多」？

坊間流行的瘦身運動那麼多，如果大多數專家提倡的「多運動」能夠有效減肥的話，為什麼這幾年下來，國人習慣性運動的人數增加了，可是肥胖的人也增加了，現在咱們台灣已經變成「亞洲第一胖」！

每次和學員們聊到過去讓人心酸的減肥日記，聽大家怨嘆如何努力運動，肥肉卻還是屹立不搖、曲線也不見蹤影……，我經常感慨地說：「沒錯，人不運動一定會胖！這個觀念提醒姐姐妹妹們開始運動了，但是為什麼越拚命運動，反而越瘦不下來？這個答案也就是在於——運動過頭、運動方法錯了！」反而導致了希望瘦下來的肥肉變「壯」，而該增大的部位反而「縮水」了。

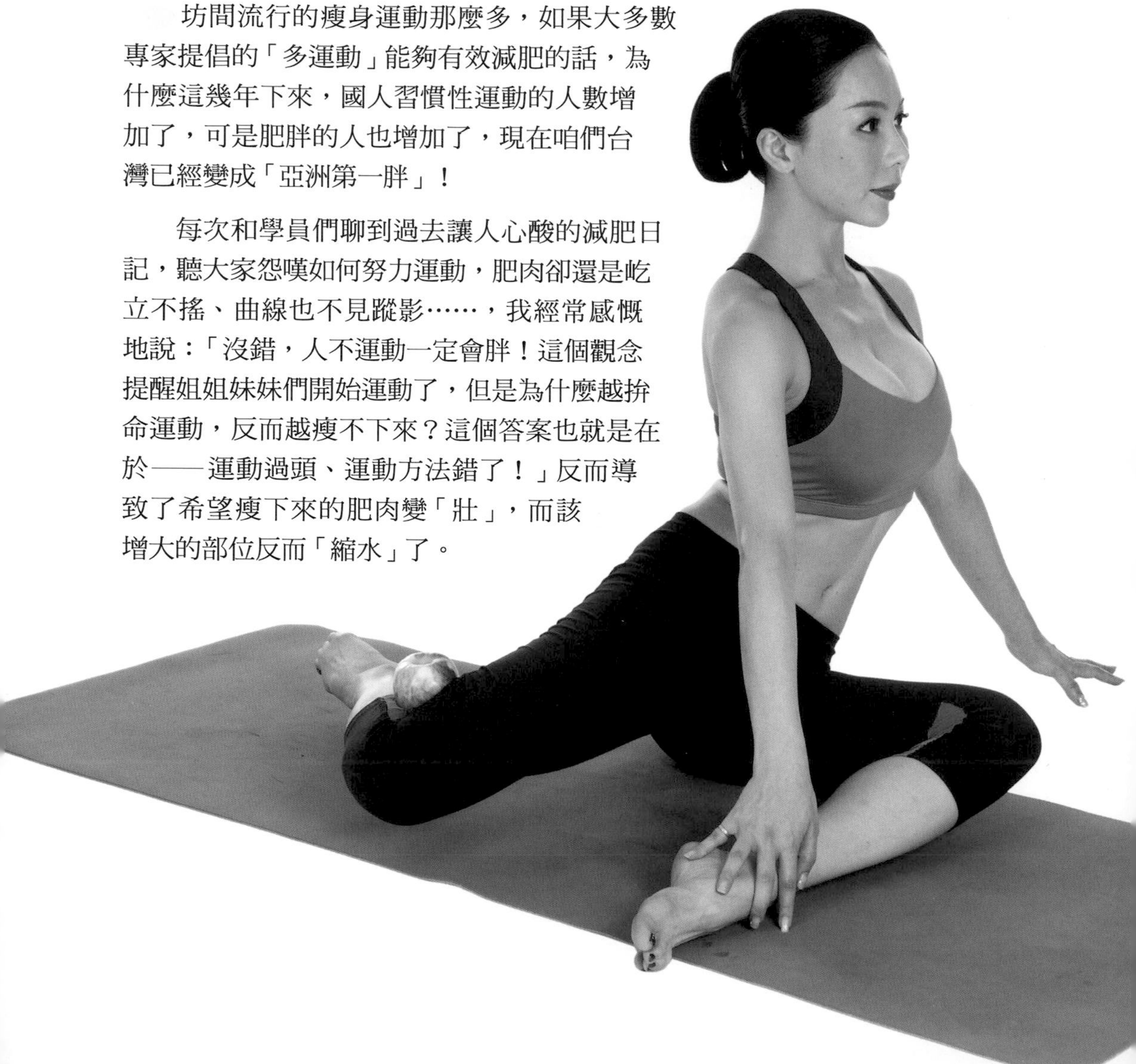

拚命擺動、運動過久，是胖學員最常犯的錯誤，使「瘦體素」減少。

像現在很多人喜歡跑步、健行，有人兩、三天就跑10、20公里以上；或為了累積「1天1萬步」，每天多走兩站捷運站、爬10層樓樓梯等等，想藉此讓肥肉變瘦肉，怎知這類「關節重覆性運動」只換來鐵腿，甚至關節炎、軟骨變形而掛病號，無奈肥肉不動如山……。

這也再次要說到，運動過久會讓身體一時之間熱量消耗過多，儲備的熱量失去平衡，反而會抑制「瘦體素」分泌；加上大量運動後肚子超餓，容易吃得多、吸收得多，囤積的第一順位正是脂肪，而且吸收量遠多過於妳辛苦運動燃燒掉的熱量。

「沒運動到脂肪」，再累也不會瘦！妳一直在做沒有效的減肥運動嗎？

這幾年也很多人因為想瘦腰，就自學網路流行的瘦身操，每天扭腰擺臀，轉壞了脊椎關節，增加不少復健科的生意，腰圍卻沒減多少。

也有「週休運動族」藉由假日，一次做過多或高強度的運動，殊不知太強烈、太密集的運動法，除了讓身體熱量的調控失衡，也會錯練肌肉纖維，讓橫粗的「白肌纖維」更粗，身材顯得粗壯，瘦長的「紅肌纖維」則相對弱化；更會讓免疫細胞下降，容易疲勞生病，對已經有代謝慢性病的人來說，別說改善健康，反而還會增加負擔！這樣繼續錯誤的操練下去，真的比不運動還可怕呀！

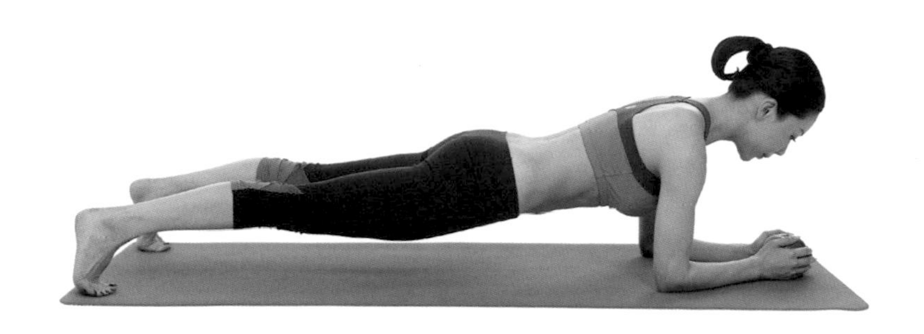

所以接下來，後面的文章我會介紹給妳，什麼是真正「減掉脂肪」最有效的運動法「中低強度運動」。而在妳還半信半疑之前，讓我們先想想，妳是不是一直在做一些「根本沒有運動到脂肪」浪費辛苦和汗水的辛苦事？

當妳努力做運動時，常有以下的情形，以及持續做運動2、3週了，身體感覺還是沒有改變，甚至變得更累、更腫？如果是的話，那麼妳已經掉入「無效減肥」的陷阱了！──

□ 無效減肥❶

只是重覆使用關節，沒拉動深層肌肉和內臟。

⬇

小心！關節變形、關節炎！

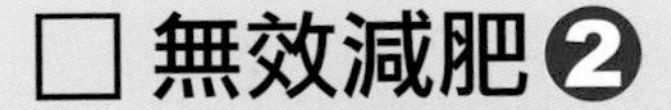

□ 無效減肥❷

只是流汗活動很久，呼吸不深，心跳沒變快。

⬇

小心！喝個水就又胖回來！

□ 無效減肥❸

只做有氧用掉肝醣，缺少強度重訓燃燒脂肪。

⬇

小心！燃脂和代謝力惡化！

□ 無效減肥❹

只減水份、蛋白質，假性減肥伴隨飲食失衡。

⬇

小心！肥肉不瘦皮變鬆垮！

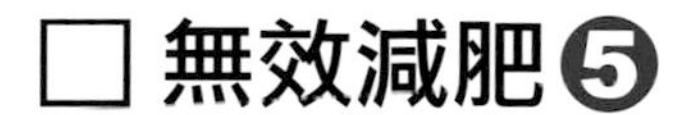

□ 無效減肥❺

只有體重稍微變輕，體脂肪、腰臀比還是高。

⬇

小心！慢性病還是纏著你！

□ 無效減肥❻

只增活動代謝燃醣，沒有續增基礎代謝燃脂。

⬇

小心！偶爾才動復胖率100%！

□ 無效減肥❼

只做無氧鍛鍊白肌，沒做有氧鍛練紅肌耐力。

⬇

小心！局部變壯、容易餓！

蘋果操以「有氧」概念出發，每個動作都能帶動脂肪燃燒！

專科醫師說：中低強度的「輕瑜伽」＋「皮拉提斯」燃脂效果最佳！

「為什麼我瘦不下來？」我常跟學員說盲目尋求減肥的方法，不如先了解自己變胖的原因，才能事半功倍地甩油又雕塑曲線，同時學到健康的生活方式。

❶脂肪多肥胖型：**每天吃低卡除油食物太少，吃入油脂和熱量不斷囤積。**

❷肌肉少肥胖型：**肌肉缺少養份和訓練，或練太多而衰退，代謝力降低。**

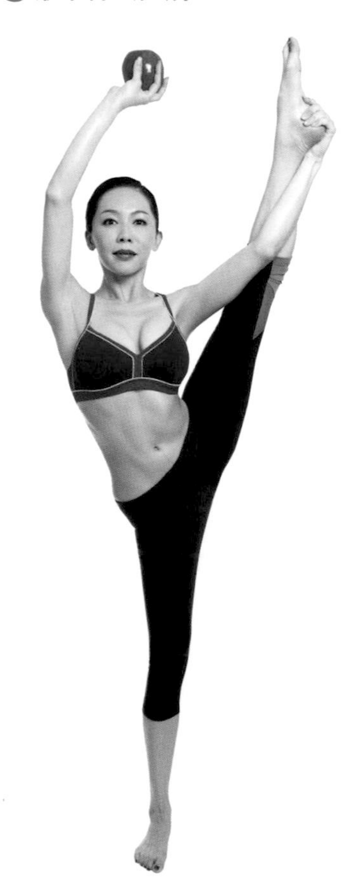

根據這2大致胖原因，我從「多吃燃脂食物」和「少做錯誤運動」這兩方面，來設計本書的「蘋果操」。它以「有氧」概念出發，發揮「中低強度運動」才有的「燃燒脂肪效力」，動作則結合精簡的「瑜伽」和「皮拉提斯」，讓每個人都容易入門，且能避免做強度運動對筋骨造成的衝擊。專科醫師也說過，強度運動多屬於「無氧運動」，一來燃燒的是肌肉的肝醣熱量，妳內臟和血液的脂肪還是不動如山；二來強度運動能提高一時的「活動代謝力」，但對掌控一生肥胖基因的「基礎代謝力」效用很低。

瑜伽（yoga）源自古印度文化，是一系列修養身心合一的方法，主要有：體位法調身、呼吸法調息、冥想法調心等。皮拉提斯（Pilates）是20世紀德國體適能教練Joseph Pilates開發的運動，主張「身體控制學」（Contrology），控制肌肉伸展、平衡、強化和呼吸結合，主要是訓練人體核心肌群。

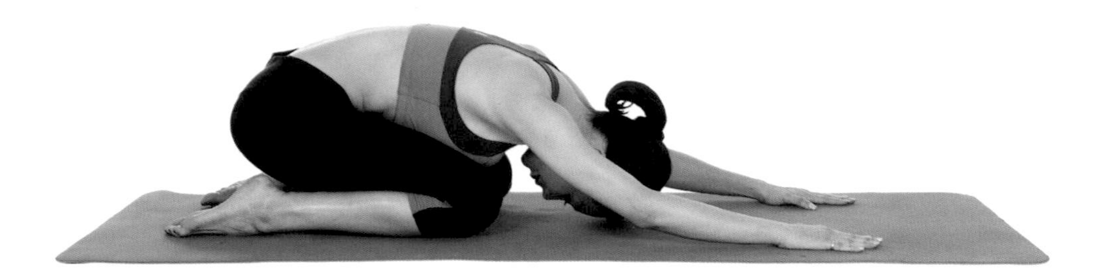

動作包含：暖身 → 呼吸 → 核心肌群訓練 → 伸展休息
有氧燃脂、無氧雕塑都厲害！

傳統瑜伽的難度高、派別多、學時長，對一般人和胖胖學員都有難度；而皮拉提斯原是連續性的動作，徒手或有時需藉助器材練習，也需要教練指導。為了提高本書瘦身操的實用度，我把兩者的動作簡化、難度變小，並加入蘋果當輔具，方便大家能自學隨做；但保留與結合呼吸、意念專注、核心訓練、全身伸展等特點，從暖身、做操、休息動作都全程整合，以加強燃脂和塑身的功效。

因為它們都是鍛鍊深層肌肉，所以妳不會變壯，而是纖長線條，也有矯正、紓壓的效果；連動促進血液、水份、淋巴系統的循環，還能改善肌膚和免疫力。

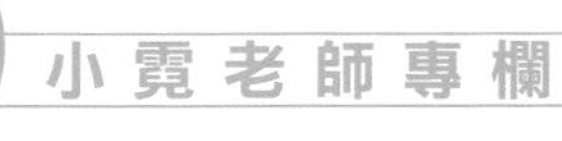

做蘋果操時的呼吸要領，做對「吸氣、吐氣」，就先讓妳「有感瘦」！

❶ 配合腹式呼吸「吸鬆吐收」導引力氣，氣力越和緩越深入燃脂效果。

❷ 動作的主要步驟如伸展、轉身、抬起，多為吐氣收腹施力狀態；預備和回正時，多為吸氣鬆腹或自然呼吸狀態。

❸ 初學者過程中自然呼吸就OK，不要憋氣，否則有暈眩、想吐等症狀。

❹ 意識專注在運氣、蘋果的抬舉、伸展、穩定，及肢體的正確，就能練到肌耐力。

蘋果操提倡「多吃少動」的顛覆概念，1天就能少掉500卡！

營養師說：**每天吃蘋果＋做5分鐘蘋果操，減少熱量攝取，又提高熱量消耗！**

為什麼我要用蘋果來當「多吃少動」減肥操的主角？除了它容易取得、有各種尺寸重量，符合隨時做操5分鐘、各部位鍛鍊、持續燃脂的需求；含有多樣助瘦和飽足感的營養成份，也是我和很多減重營養師都看上蘋果的原因。

如P154計算，成年女性一天攝取總熱量建議約1800卡，1餐即600卡，如果有一餐以1顆中型蘋果約100卡代替，那1天就能少掉500卡；加上適度做蘋果操提升基礎代謝力和肌力，可說是雙倍甩油減肥！尤其，針對我們在P12檢測各種體型「水果人」，所缺乏的排油消腫營養素，像膳食纖維、礦物質（鈣、鎂、鉀等）、維生素、果醣、水份，吃一顆蘋果就立馬補充！

特別是蘋果皮裡的可溶性纖維「果膠」，可以結合排掉膽固醇，體內就不會積油；配水吃還會膨脹給你飽足感，就不會過食；粗纖維可以促胃清腸，就不會便秘、大腸癌。各國營養專家多年研究，蘋果還有助降三高、防癌、抗氧化、健骨、養顏等，真是對它讚譽有加！

蘋果是：「瘦身4冠王」！甩油減脂、代謝消腫都靠它！

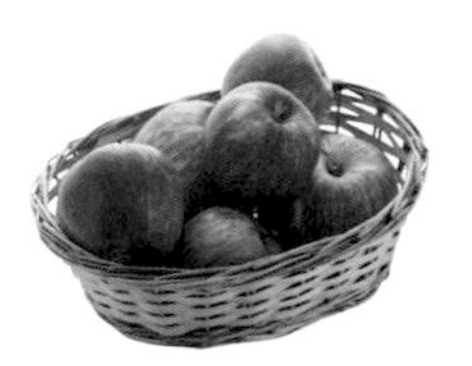

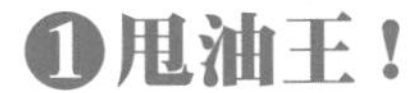

❶甩油王！

蘋果皮高纖，「果膠、熊果素」吸油燃脂超厲害，飽足不便秘！

❷減脂王！

抗氧化物「蘋果多酚」增加肌力、減內臟脂肪；「黃酮類」防癌！

❸代謝王！

蘋果肉低卡，「果糖」穩定血糖不易餓；「維生素」促熱量代謝！

❹消腫王！

「高水份、蘋果酸、維生素C、鉀」保濕又利尿消腫雙向調節！

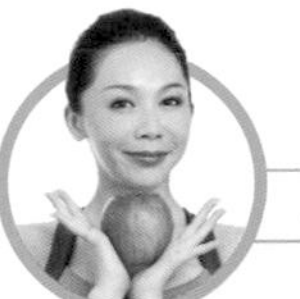

小霓老師專欄

1顆小蘋果的營養成份（150克）&燃脂瘦美效用！

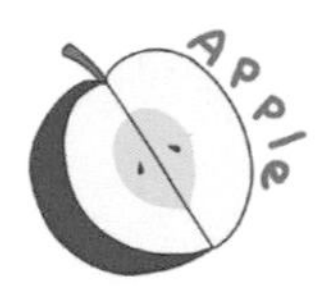

營養素	大約含量	燃脂瘦美效用	礦物質	大約含量	燃脂瘦美效用
總熱量	77卡	促進代謝，又有飽足感	鉀	177毫克	利尿，尤其消下肢水腫
水份	128克	排油、整腸防便秘	鈉	2.2毫克	低鈉不水腫，血壓穩定
粗蛋白	0.3克	為粗估值，提供熱量	鈣	5.6毫克	代謝鹽份；健骨防駝背骨鬆
粗脂肪	0.1克	為粗估值，熱量低	鎂	5毫克	促熱量運用；降低膽固醇
膽固醇	0克	不含致胖白色脂肪	磷	14.9毫克	健骨健腦；促代謝；調血壓
灰份	0.4克	為無機質或礦物質	鐵	0.2毫克	鐵量不高；勿與高鈣品同食
總醣量	21克	果膠、纖維吸排油	鋅	0.6毫克	促代謝發育。水果類含量算高
--糖量	17克	穩定血糖，不易餓			
--膳食纖維	2克	促進代謝，飽足不易餓	**維生素**	**大約含量**	**燃脂瘦美效用**
--粗纖維	2克	果膠排油促便、控血糖	維生素B1	0.03毫克	葡萄糖轉成熱量必備
蘋果多酚	165毫克	增強肌力、減少內臟肥油	維生素B2	0.02毫克	燃燒脂肪必備
黃酮類化合物	30毫克	抗氧化，防心腦血病	(B3)菸鹼素	0.07毫克	燃脂、性荷爾蒙必備
維生素	**大約含量**	**燃脂瘦美效用**	維生素B6	0.06毫克	助胃酸、脂肪、蛋白質作用
維生素A總量	24 IU單位	美膚除皺，不會乾巴瘦	(B9)葉酸	1.2微克	促紅血球增生、防貧血虛弱
--視網醇當量	2.37微克	結合脂肪供養細胞	維生素C	4.4毫克	分解脂肪酸，降體脂肪。美膚
--β-胡蘿蔔素	14.2微克	抗老化、防心血管病	維生素E	0.2毫克	除自由基，心血細胞肌膚活化

★ 數據參考：衛福部食品藥物管理署。

★ 表中標示紅字、綠字、藍字的成份含量，為水果類中含量較高者。

天天隨身帶1顆蘋果，就是最好的消脂利器！

選擇蘋果有訣竅，根據動作挑大小，動完吃掉效果加倍！

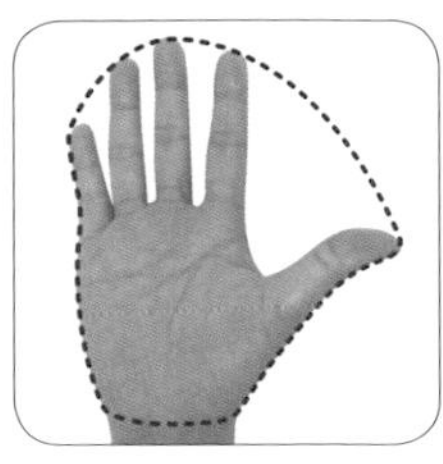

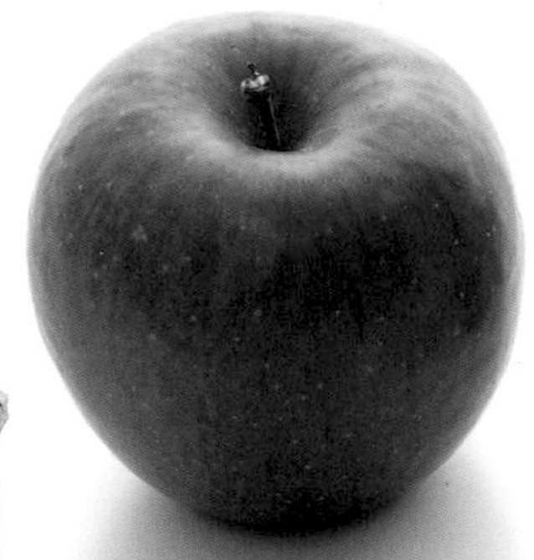

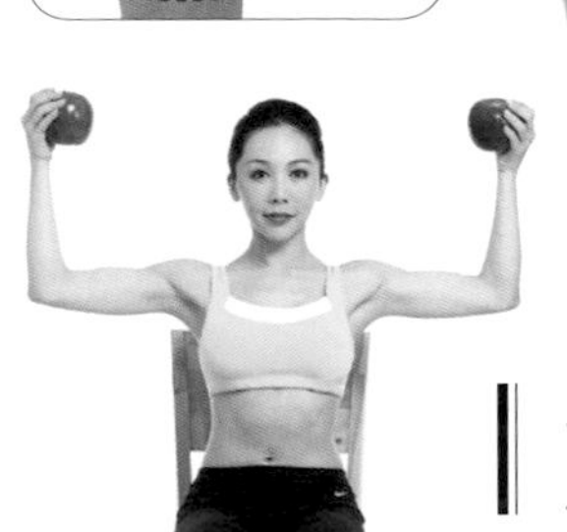

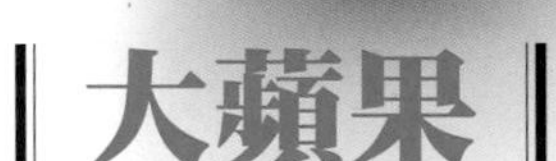

大蘋果

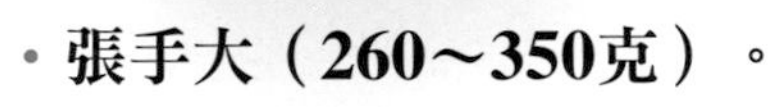

- 張手大（260～350克）。
- 熱量：130～174大卡。
- 適合操式：手拿抬舉、平衡重量肌力訓練等。

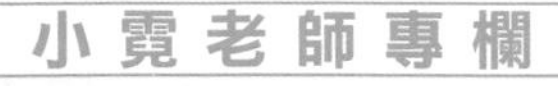

小霓老師專欄

除了蘋果，還能用這些水果替代！

只要是圓的、好握好夾的水果，都可以替代蘋果來做瘦身操，以及當做一天當中一餐的低卡代餐，例如梨子、柳橙、橘子、芭樂等。可選重量較重、硬度稍硬的，運動效果較佳。

「蘋果操」的蘋果要怎麼挑選呢？其實只要**「好握好夾」**就可以。實際舉例小小訣竅，妳可以根據動作的部位和作用來選擇，比如要當鍛鍊臂肌的啞鈴拿在手上，則適合選大蘋果；如要夾在兩腿之間穩定軸心，則適合選小蘋果。挑選時，實際用自己的**拳頭（小）**、**手心（中）**、**全掌（大）**來抓握蘋果，就是最好的測量工具！而蘋果的重量，則提供當代餐熱量下肚的參考，如一顆150克的小蘋果熱量約77卡，就算是大蘋果，熱量也才一百多卡！

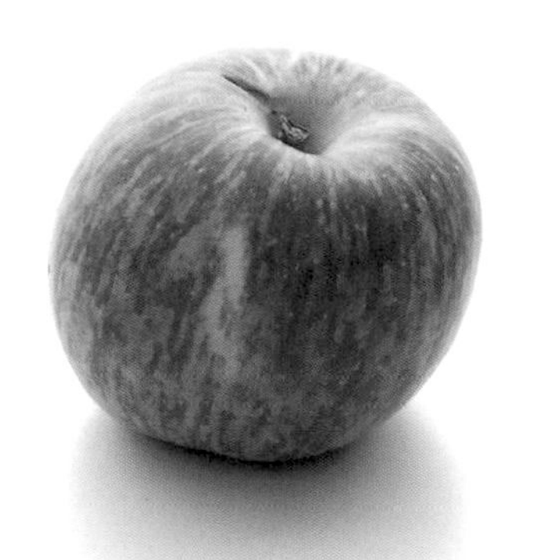

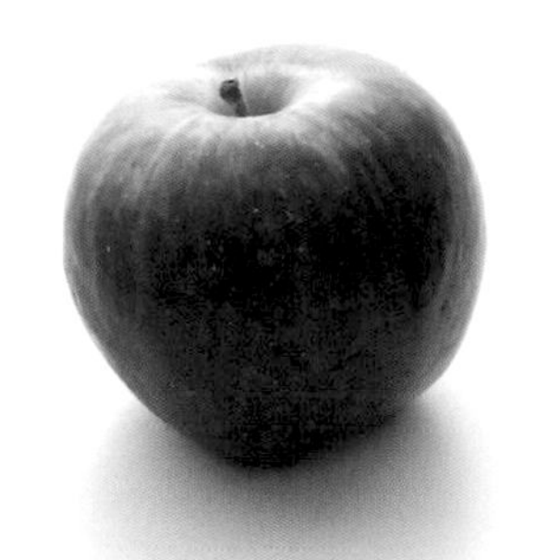

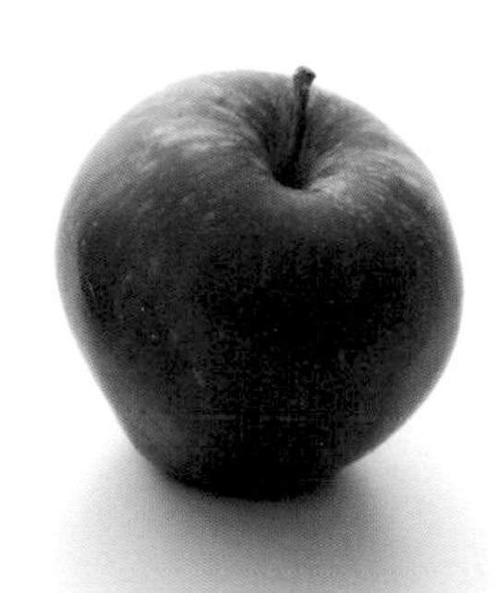

中蘋果

- **掌心大（180～260克）。**
- **熱量：90～130大卡。**
- **適合操式：一般抓、抬、舉、放等動作都適用。**

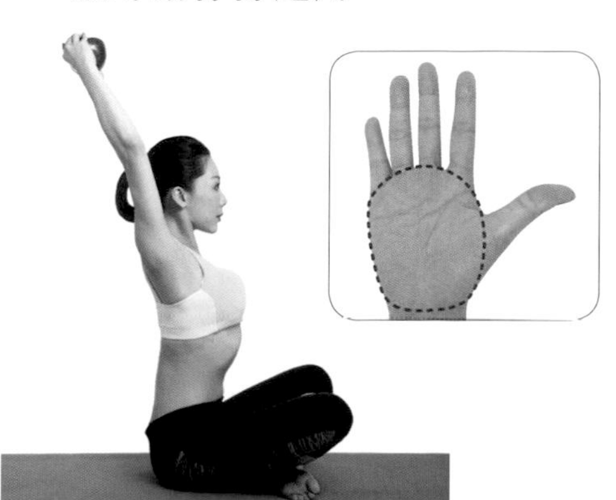

小蘋果

- **拳頭大（120～180克）。**
- **熱量：60～90大卡。**
- **適合操式：雙手或雙腳夾緊身體局部加壓等。**

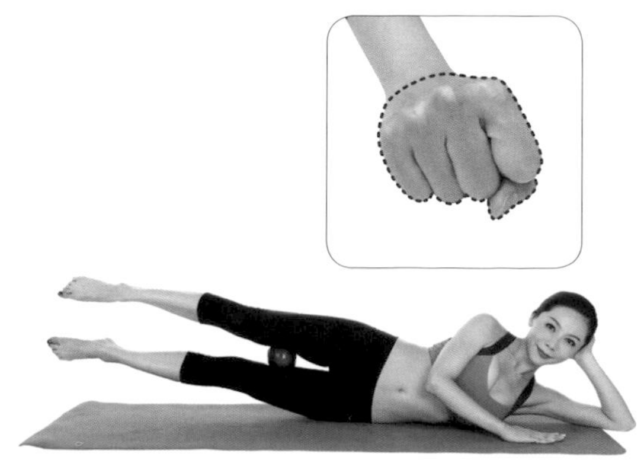

蘋果操兼具運動學及營養學原理，
讓妳3週告別「大脂女」！

最新瘦身必殺技4大效果，想瘦一定要知道！

在這個單元，我幫大家總結「蘋果操」的效用，想起有位學員問過我，人體對不同強度運動的熱量使用原理；而基於這個運動學的概念，加上蘋果本身助瘦營養素的健康效益，我設計結合成「蘋果操」的4大瘦身原理效果，經多位學員實做，也證明了只要想瘦勤做，就能在3週內如願變小1號！

高強度運動使用熱量先後

肝醣 → 肌肉 → 脂肪

>> 運動後容易餓！

低強度運動使用熱量先後

脂肪 → 肝醣 → 肌肉

>> 血糖保持在最低正常值。

動作設計結合中低強度的心律「有氧運動」，燃脂效果最好！

只有「蘋果操」這樣「中低強度」的有氧運動，能第一時間幫妳燃燒「脂肪」的卡路里，這才是真的瘦，而且對組織關節的耗損最低，對心肺功能、代謝促進的功效最高！它同時會燃燒一小部份葡萄糖，故血糖能保持最低的正常值，有助降低胰島素，使脂肪釋放脂肪酸當熱量，如此妳不會容易覺得餓，而且運動後它還繼續幫妳燃燒脂肪！

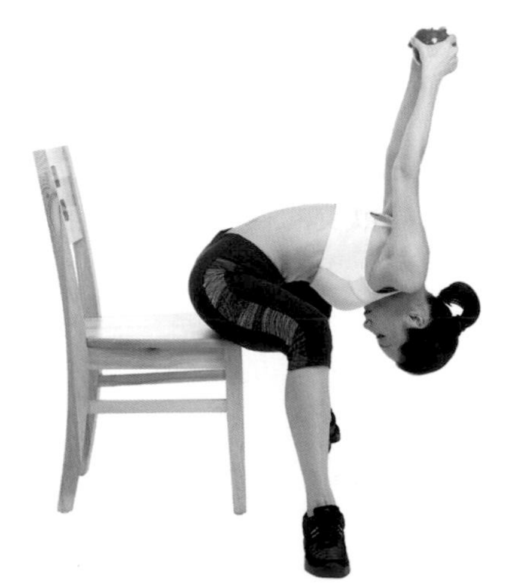

效果2 隨時都能進行「輕負重訓練」，拉伸深層肌肉、鍛鍊肌耐力！

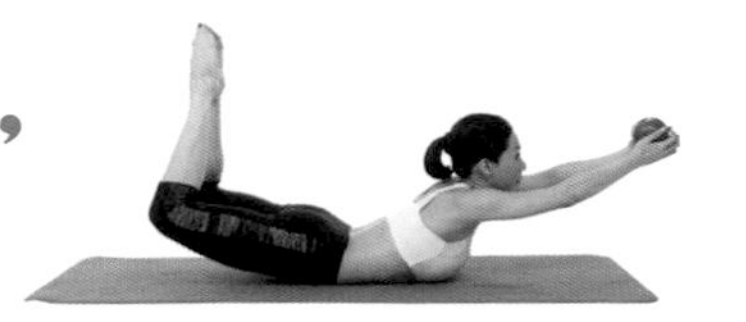

每天適量做有氧運動，確實可以燃燒脂肪熱量，且提升心肺和肌耐力，但它的效果畢竟有效。所以我在「蘋果操」加入肌力重訓的概念，從根本來「養瘦肉」，提高基礎代謝力，一來肌肉的燃脂率高、瘦身快；二來運用輔具蘋果的「輕負重訓練」，適度拉伸強化肌群之後，肌肉更有彈性，也更容易塑型，讓妳的身材變緊實，不會瘦得像乾扁的紙片人或壯得像金剛芭比啦！

效果3 有效輔助動作到位、肢體平衡，雕塑全身S曲線，愛美不受傷！

蘋果操的動作結合了「輕瑜伽」和「皮拉提斯」，是從意念、呼吸、動作都要整體協調順暢的運動法。雖然說動作步驟很簡單，但要做到位，對瘦人來說都要用心勤練，何況是對胖胖的姐妹們啊！不過別擔心，因為有輔具「蘋果」的幫忙，讓妳做操能到位、肢體能平衡安全，只要每天用零碎時間練5分鐘，效果從局部到全身S曲線都會明顯持久——能夠每天做的運動，才是好的瘦身運動，保證你瘦了就不復胖！

效果4 蘋果是最佳高纖低脂的「代餐」選擇，多吃就能減重！

「多吃助瘦食物，少做錯誤運動」，是這套蘋果操的雙效主旨，即一次剷除致胖的兩大惡因。事實上，飲食的調整更是馬上可做見效的方法。如果妳「蘋果操」還沒有練得很純熟，先不要心急，不妨就從每天1餐「高纖低脂」蘋果代餐開始，來減少每天吃些別的高油高鹽高卡的外食，讓蘋果幫妳「輕斷食」，又不會餓到昏，一天就能減少攝取500卡熱量，這麼簡單又好吃，何樂不為呢？

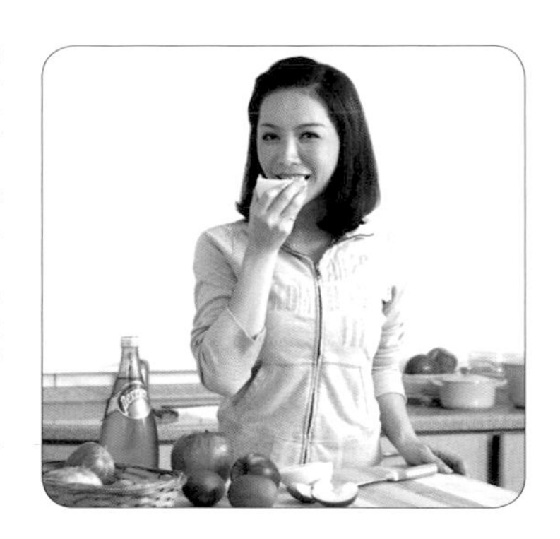

PART 3 動！

做操前「小暖身」・
做操後「大休息」！
蘋果操6大部位、
39招瘦身絕技大公開！

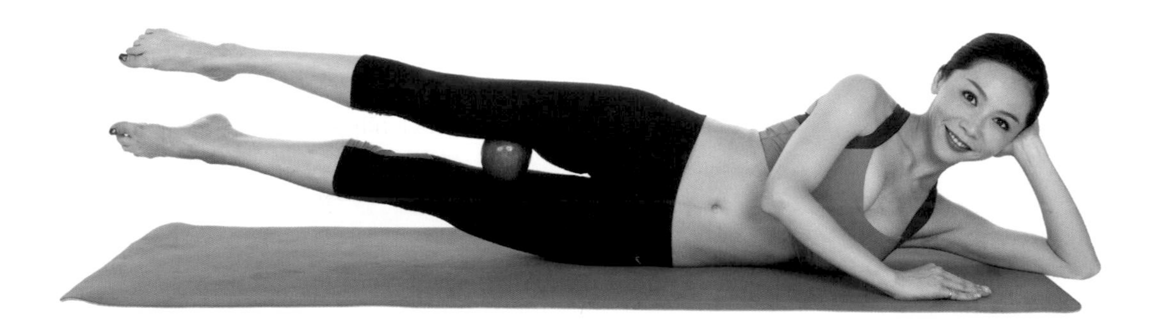

學員都說讚3

昕諭老師總是很用心的教授每一堂課，而且只要在課堂上出現新面孔，她就會不厭其煩的叮嚀新同學：「要記得呼吸才不會頭暈」、「要用對肌肉，但不要太勉強」……。在一次又一次的課程中，她會循序漸進加強課程的強度，但卻不會讓大家感到吃力。

每每有人手腳不協調、表情扭曲、快要撐不下去時，身邊就會出現一雙溫暖的手適時提供協助，並且輕輕的說：「妳可以的！膝蓋要直、腳要延伸，腿部線條才會漂亮！」「記得搭配呼吸，才會更用到腹部的力量，肚子才會瘦！」有時甚至還會大喊：「加油！妳們可以的！」「瘦小腹！瘦掰掰袖！瘦屁股！」「夏天快到了，為了bikin，一定要加油！」……不斷打氣，讓我們更加賣力、做好正確動作。

很神奇的是，每回**上課前，成天都坐在辦公桌前的我們，總是感到全身緊繃、很不對勁，但只要在進入昕諭老師的課程動作之後，我們的身體就慢慢開始活躍起來**。到了接近下課前10分鐘的舒緩伸展，總是讓我們感覺身體很輕鬆，也因為**上課時正確使用肌肉，不但發揮到運動的效用，更讓我們在下課後覺得舒服暢快！**

令我印象特別深刻的是，昕諭老師總提醒我們做動作時「頭部要向上延伸，好像快碰到天花板；手腳也要不斷伸展，朝著動作方向盡量拉長……」，為的是幫助我們動作到位，促進伸展的效果。也因為在**昕諭老師的課程中，我學到的不只是瘦身，還能夠瘦得更漂亮、身體線條更優美**，所以我們都超愛上她的課！

學員 何[illegible]

做蘋果操前，坐或站都能做的「全身關節小暖身」！

做任何運動前都要先「暖身」，先做小動作的活動，讓呼吸、肌肉、關節開啟「準備」的狀態，身體才能負荷大量的伸展和運動。「蘋果操」正是以拉伸肌肉為主的運動，沒有先做暖身，肌肉纖維很難被拉長，就達不到塑身效果，還可能造成運動傷害。

為了方便大家針對運動瘦身部位使用，我就依身體部位來設計暖身動作。妳可以選局部做暖身，或做整套暖身操，配合呼吸動一動，就會感覺全身舒展開的暢快感！平常我教課，60分鐘的課我會帶同學做10分鐘暖身。所以如果妳想做10分鐘「蘋果操」，就先做1～3分鐘暖身，以此類推。不過，每個人的體能不同，以身體感覺有「熱感」為標準是最好的。

暖身・手臂

01 雙手伸直前後擺

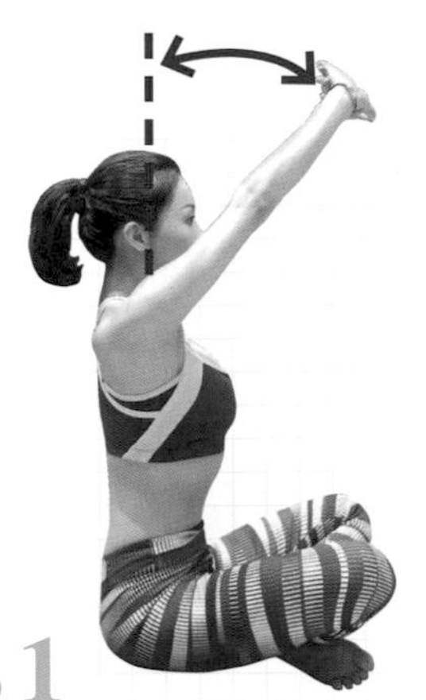

Step 1
吸氣，雙手向前擺

挺胸收腹盤坐，雙手交扣，掌心朝外，向上舉伸直。深吸氣，雙手向前擺 4下。保持頭正視平，不可縮下巴。

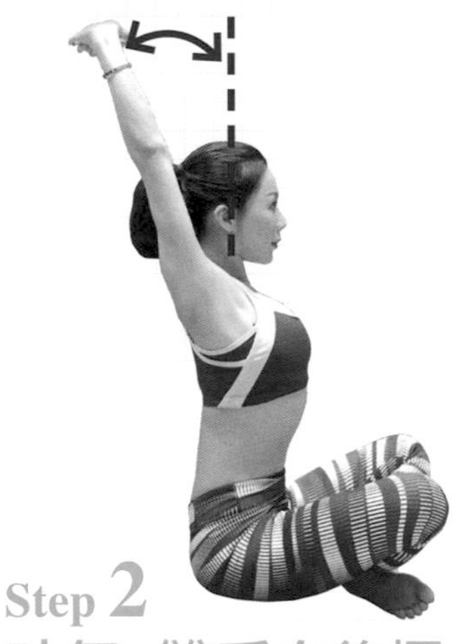

Step 2
吐氣，雙手向後擺

慢慢吐氣，雙手向後擺動 4下。再回到Step1，前4後4擺動重覆8回。

暖身．腰腹

02 左右扭腰

Step 1
盤坐，向左扭腰

挺胸收腹盤坐，雙手輕放在兩膝上。吸氣，向左扭腰，左手移到後側地上，右手移到左膝。吐氣，維持4秒。

Step 2
轉回，換向右扭腰

吸氣轉回。吐氣，換向右扭腰。左右交替8回。

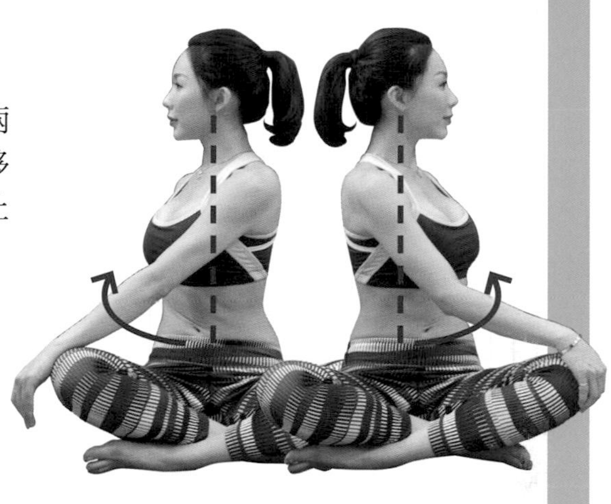

03 圓背推手

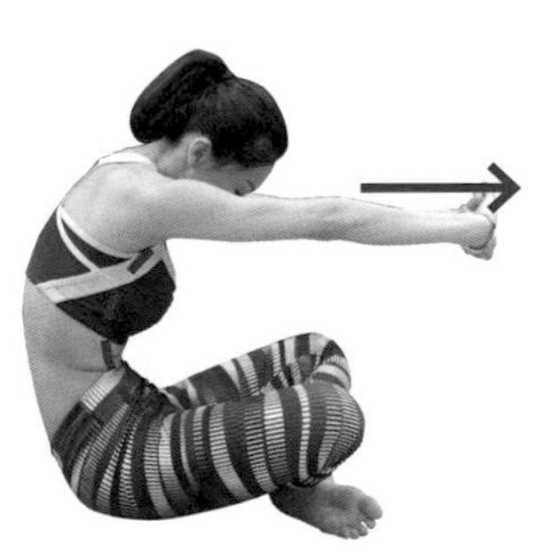

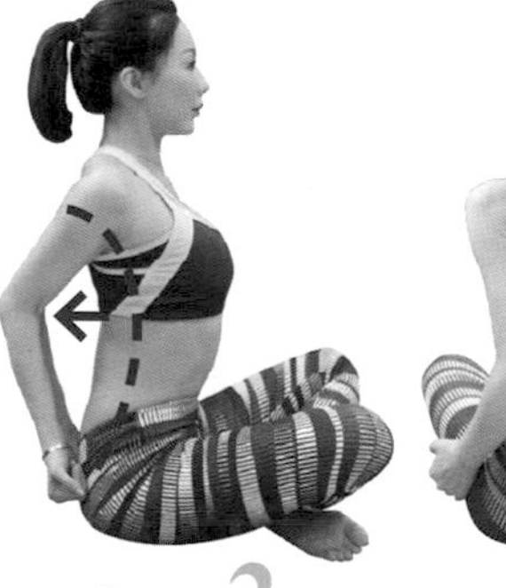

Step 1
凹腹，雙手前推

挺胸收腹盤坐，深吸氣。吐氣，雙手交扣、掌心朝前慢慢外推伸直，腹部盡量內縮，維持4秒。深吸氣。

Step 2
挺胸，雙手後夾

吐氣，慢慢挺胸，交扣雙手放開，雙肘向後擺、用力夾緊肩胛骨，維持4秒。回到Step1，重覆動作8回。

|04| 推手蹲馬步

Step 1
左右開大步站立

挺胸收腹站立，雙腳大開2倍肩寬，深吸氣。

Step 2
身體垂直深蹲

吐氣，身體垂直向下深蹲，臀部與大腿平行地面；同時兩手掌心朝前交疊、前推伸直，維持8秒。吸氣起身，重覆動作8回。下蹲時勿前傾後仰，膝蓋前緣勿超前腳趾。

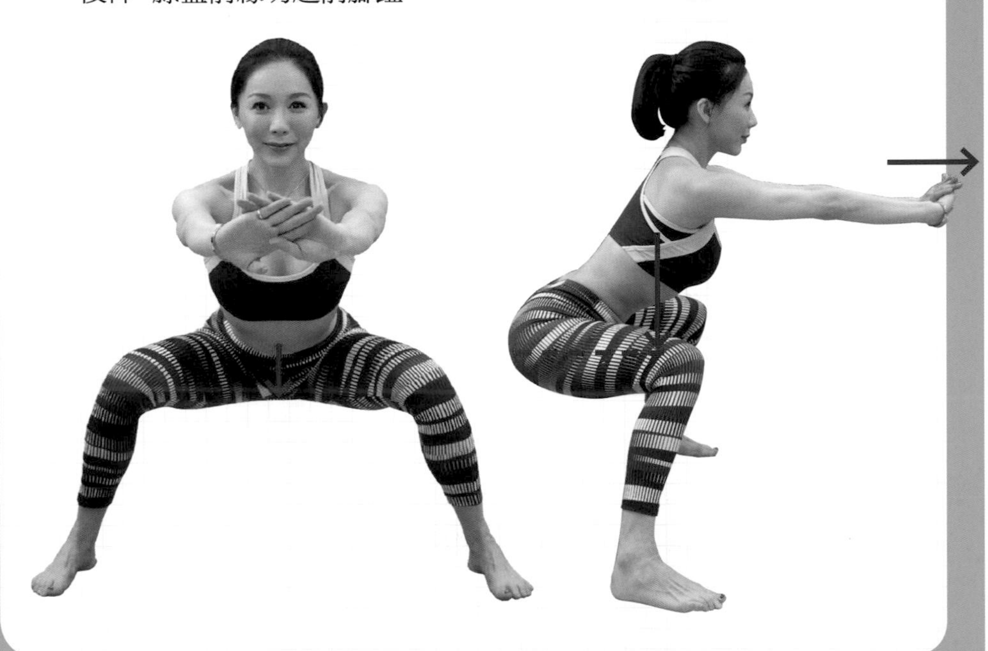

暖身・腿腳

05 前彎拉腿

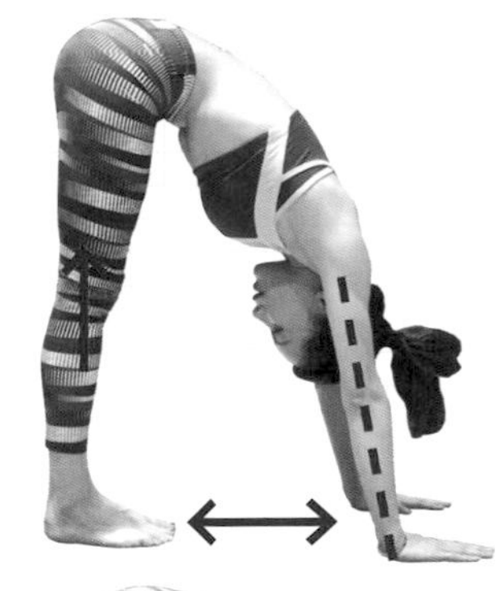

Step 1

吐氣，蹲起直腿前彎

蹲姿，雙掌於身前摸地，先深吸氣，吐氣，雙腿慢慢打直、起身，上半身下彎、肚子內縮，雙手前移，與腳之間拉開距離，保持摸地，膝蓋伸直不可彎曲。

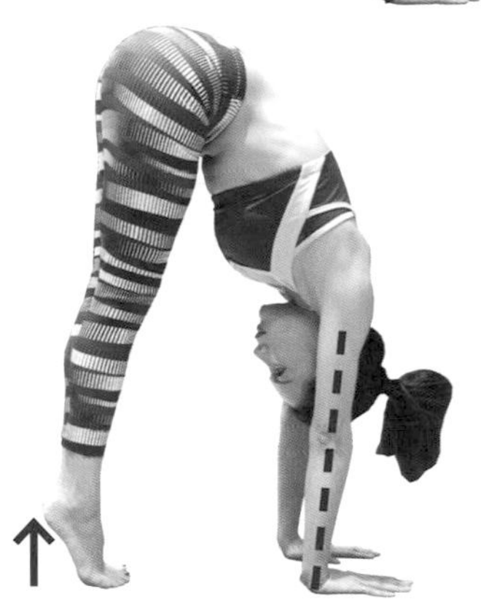

Step 2

吐氣，踮腳尖前推

柔軟度佳者，腿打直後再踮腳尖。先深吸氣，吐氣，腳尖踮起，將身體重心稍前移，手保持伸直貼地，維持8秒。吸氣，慢慢蹲下，重覆動作8回。

06 合腳掌上下擺

Step 1

盤坐，曲膝合腳掌

坐地挺胸，雙膝內彎讓腳掌相對，雙手抓住腳掌外圍。

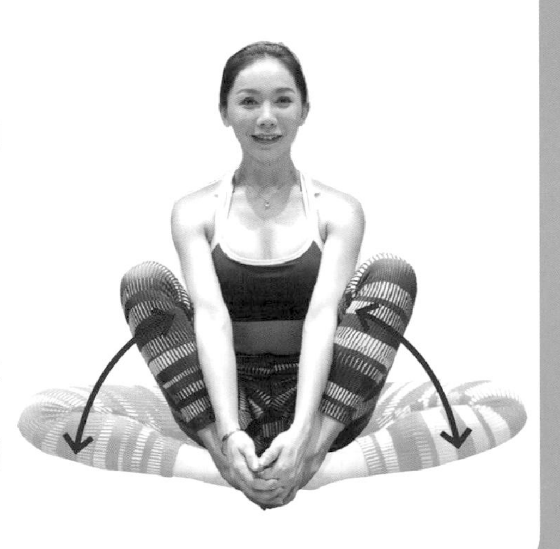

Step 2

雙腿上下擺動

雙腿上、下擺動1分鐘，保持呼吸順暢。上擺時，雙膝貼近身側；下擺時，大腿碰地，像拍打地面動作。

07 側彎拉伸

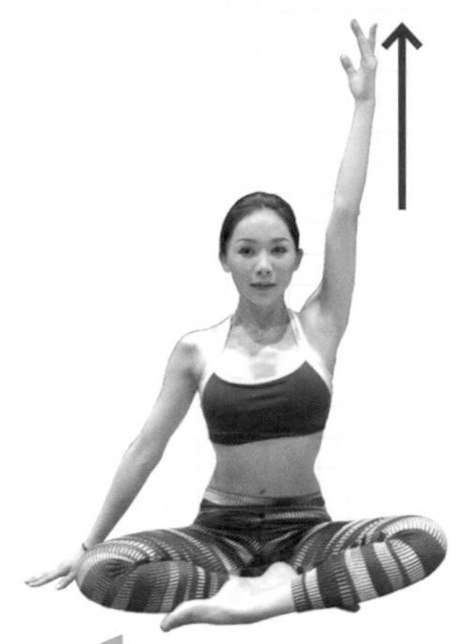

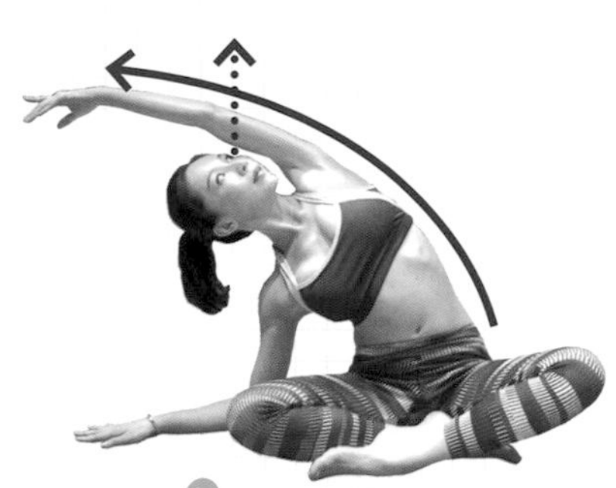

Step 1
盤坐，左手舉直

挺胸收腹盤坐。深吸氣，左手向上伸直。

Step 2
向右側彎

吐氣，左手、頭部和上身向右側彎，延伸4秒，拉伸左側肌肉；頭看向上方，右肘彎曲貼地，左臀不可離地。

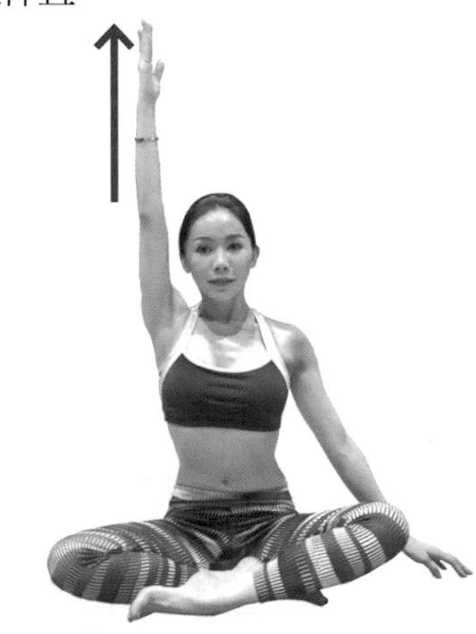

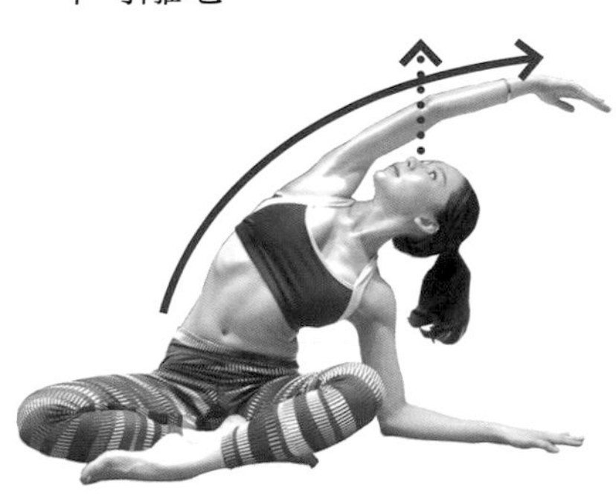

Step 3
換右手舉直

身體回正，左手放下。深吸氣，換舉右手向上伸直。

Step 4
換向左側彎

吐氣，右手和上身向左側彎，延伸4秒，拉伸右側肌肉；頭看向上方，左肘彎曲貼地，右臀不可離地。吸氣回位，左右交替動作8回。

暖身・全身

08 上推手馬步蹲

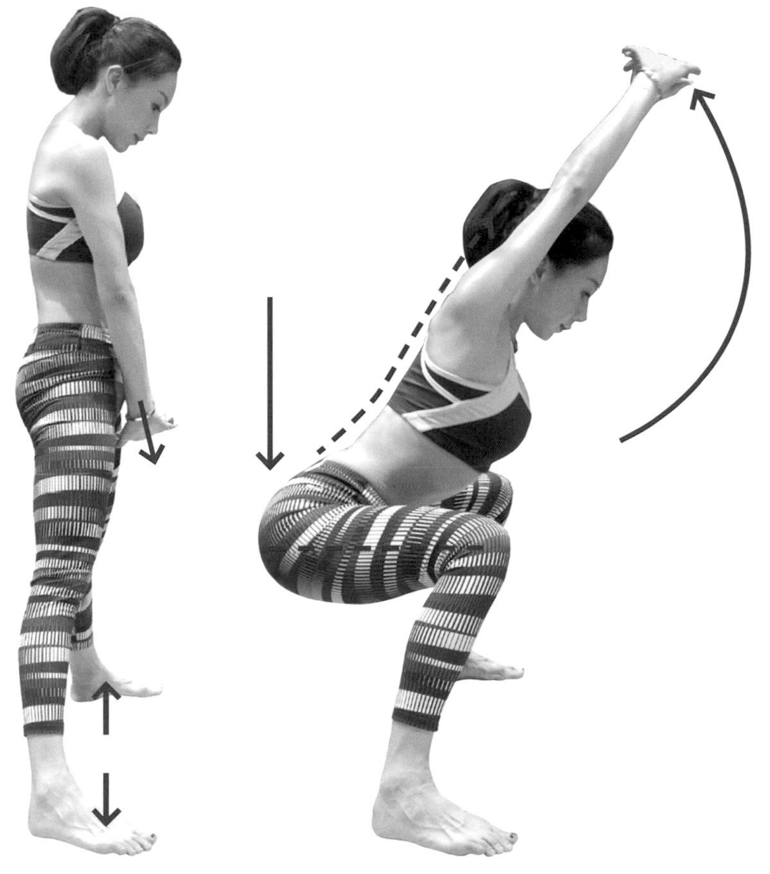

Step 1
張腿站立

挺胸收腹站立，雙腳大開2倍肩寬；雙手交扣掌心向下伸，肩膀放鬆。深吸氣。

Step 2
深蹲雙手向上伸

吐氣，身體垂直向下深蹲，臀部與大腿平行地面；同時雙手上移伸直，掌心變朝上，維持8秒。吸氣起身，重覆動作8回。下蹲時勿後仰，挺胸收腹、拉伸背脊膝蓋前緣勿超前腳趾。

01 …手臂蘋果操…

雕塑名模上臂和美肩・搶救厚硬大嬸背

前彎舉手拉背脊

DVD示範

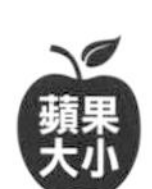

中型或小型1顆

20次×5回，每回中間休息15秒

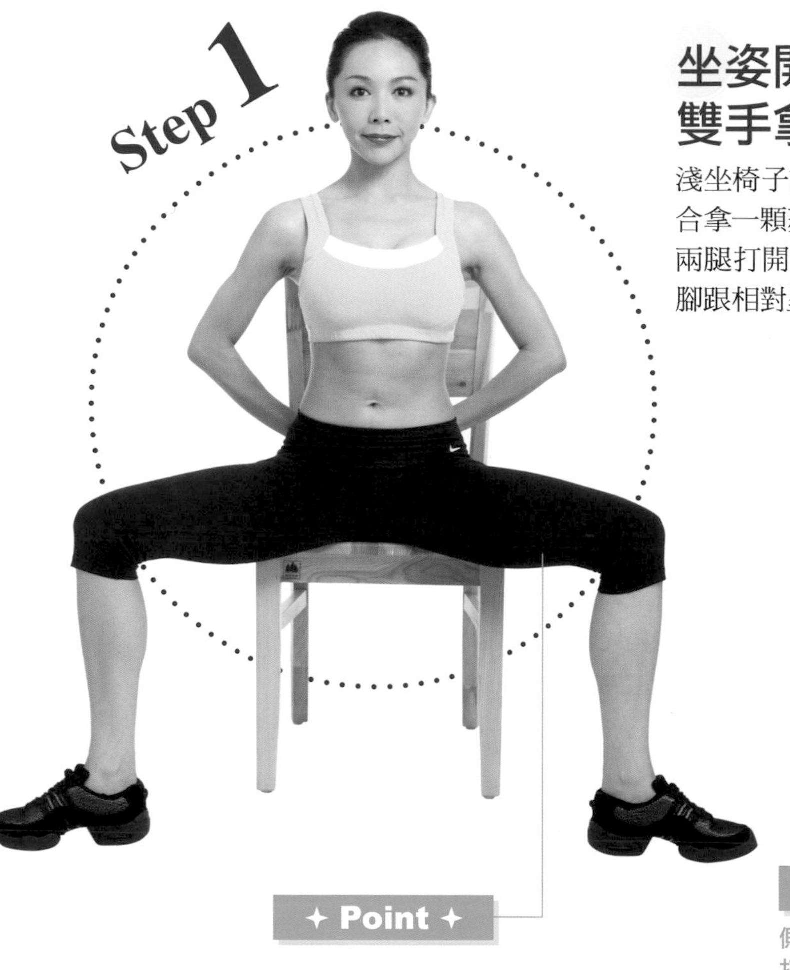

坐姿開腿，雙手拿蘋果放尾椎

淺坐椅子前1/3，挺胸收腹，雙手合拿一顆蘋果放在背部尾椎處。兩腿打開到忍受範圍極限，雙腳腳跟相對呈一水平線。深吸氣。

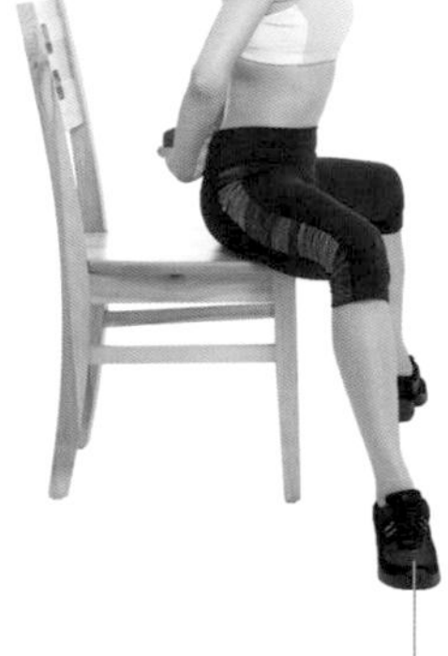

✦ Point ✦

✦ Point ✦

側看雙腿、腳跟盡量打開到與身體呈同一平面。

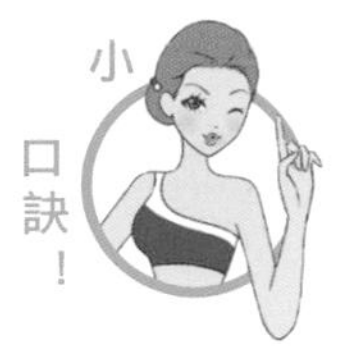

椅子敬禮操～

想減掰掰肉，當妳上身前彎，雙手在背後拿蘋果就能抬更高，更拉長上臂「肱二頭肌」，拉動「肱三頭肌」、「三角肌」，練出名模的肩臂線條；拉伸背脊也能舒緩背硬痠痛。
開始時要挺胸收腹，雙腿張到最開，彎身和起身都要很慢喔！

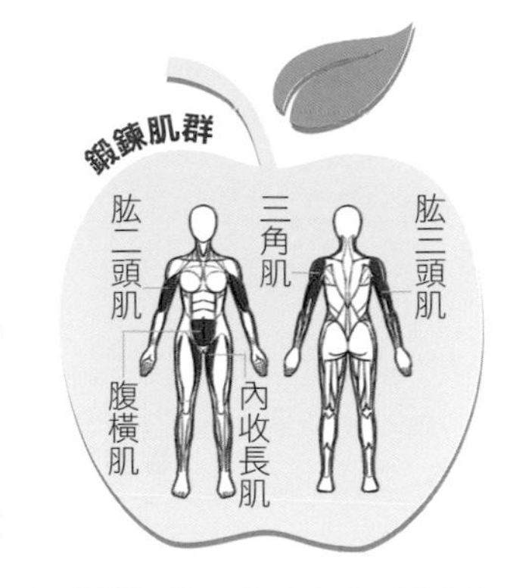

Step 2

吐氣前彎

慢慢吐氣，腰部帶動上身慢慢往前彎，由脊椎從下到上：尾椎 → 腰椎 → 胸椎 → 頸椎 → 頭部，依序捲動向下延伸。

✦ Point ✦

脊椎由下到上很慢的捲動前彎。勿用頸椎直接前彎。

✦ Point ✦

身體向前彎時，大腿保持張開，不合起來。

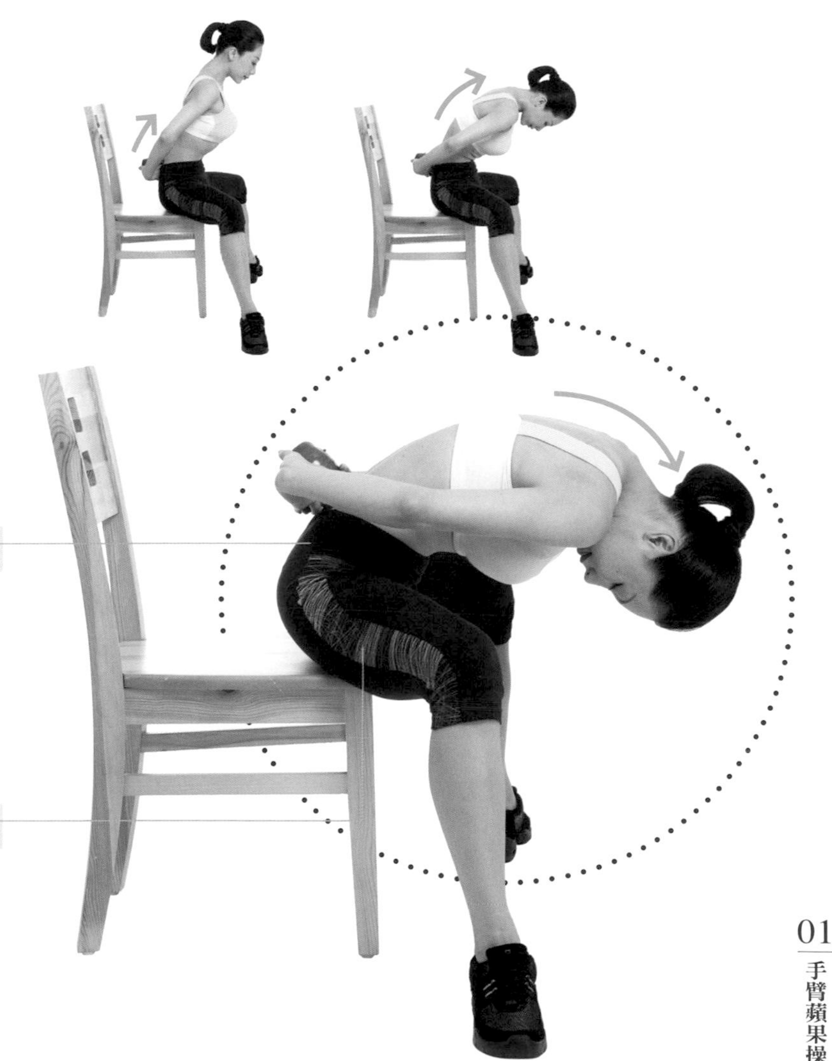

01 手臂蘋果操

Step 3 雙手蘋果上舉

繼續吐氣，雙手在背後慢慢把蘋果向上舉高，到最高點時維持片刻。

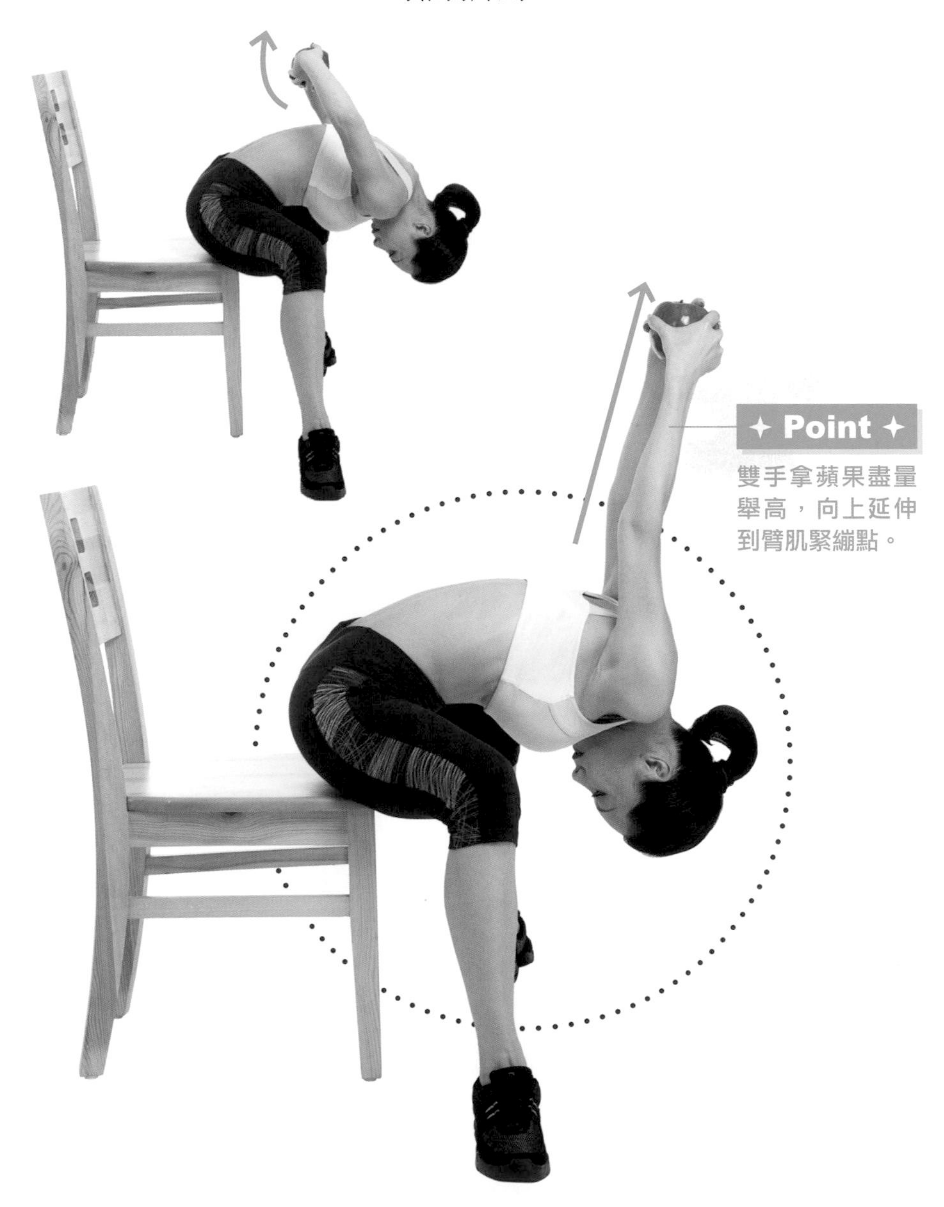

✦ Point ✦

雙手拿蘋果盡量舉高，向上延伸到臂肌緊繃點。

Step 4

吸氣起身

慢慢吸氣，一樣從尾椎 → 腰椎 → 胸椎 → 頸椎 → 頭部抬起，依序從下到上慢慢捲動起身，同時雙手蘋果慢慢放下。

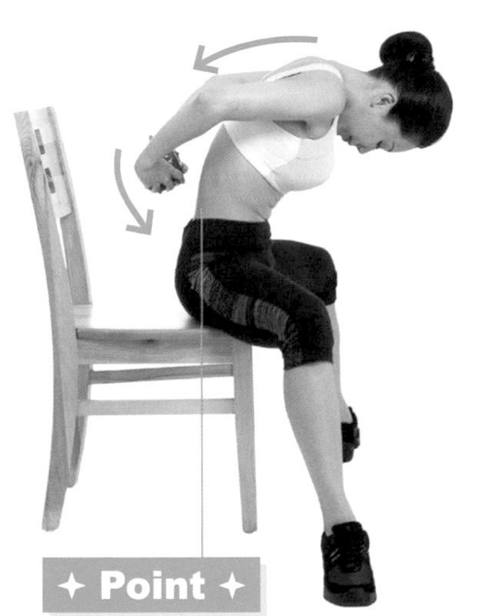

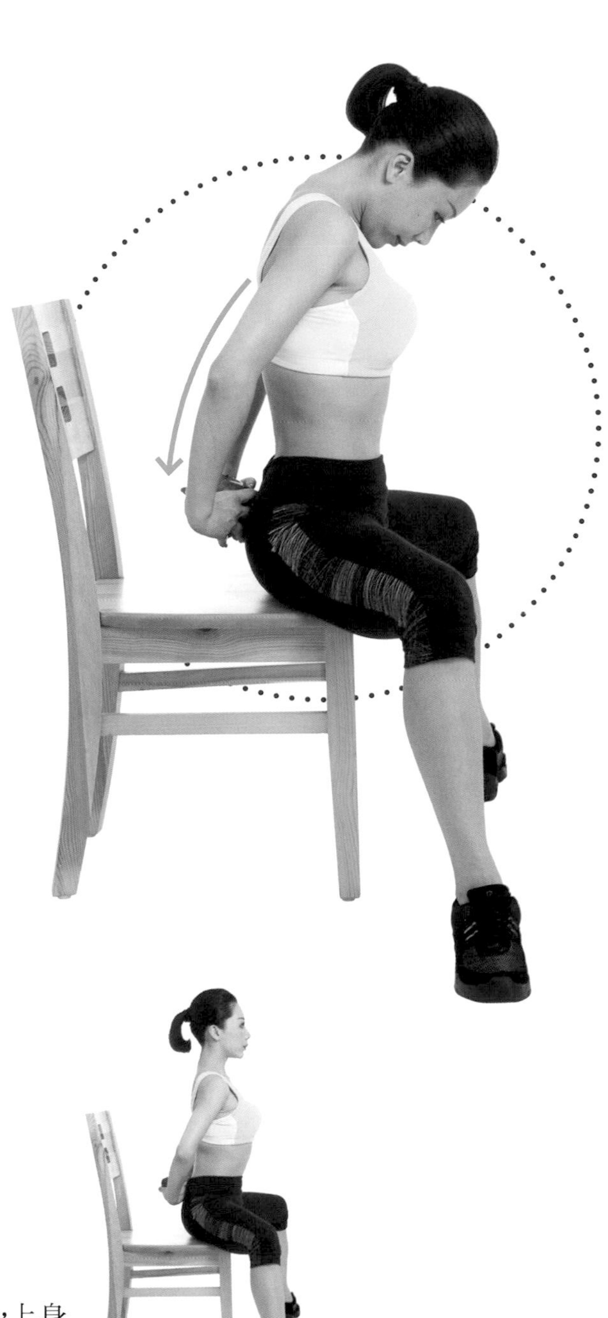

✦ Point ✦

起身時，也是由脊椎從下到上捲動坐起。

Step 5

吐氣坐正

深緩的把氣吐出，上身坐正，回到Step 1再重覆動作。

初級
中級
高級

02 …手臂蘋果操…

緊實手臂的終極術・消滅上背贅肉

雙手後夾向上升

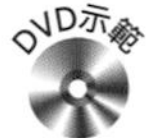

中型或小型1顆

20次×5回，每回中間休息15秒

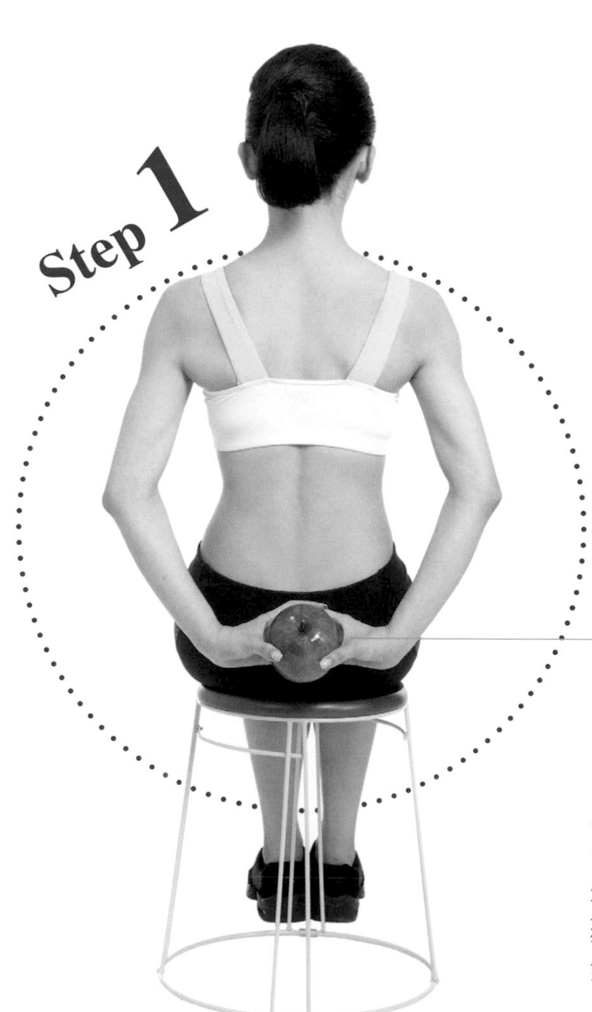

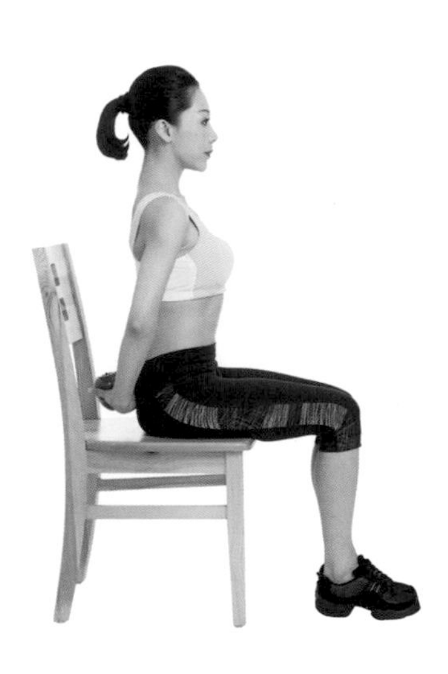

✦ Point ✦

雙手合握蘋果，手掌虎口要朝上。

雙手後擺拿蘋果

坐姿，挺胸收腹，雙手拿一顆蘋果擺於背後尾椎處，深吸氣。

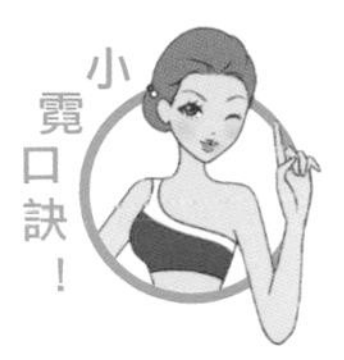

在背後合掌～

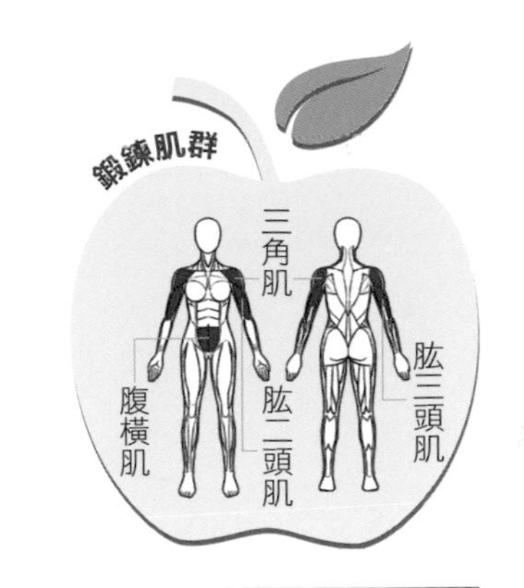

雙手拿一顆蘋果，能讓妳更容易做到在背後合掌的動作；這個動作很單純，卻能加倍修飾雙臂和上背線條。
動作時，盡量把肩胛骨往內夾，運用上臂肌肉提拉雙手；拉動平常少用的上背肉，解決「虎背三層肉 」的煩惱！

Step 2

蘋果向上移

慢慢吐氣，雙手蘋果慢慢往上移，雙臂向身體靠近。

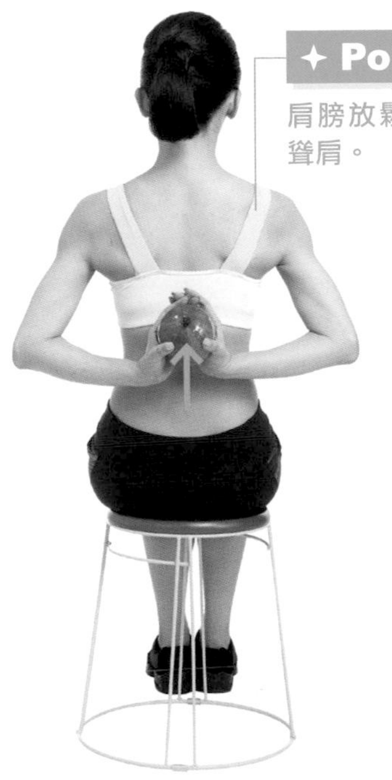

✦ Point ✦
肩膀放鬆、不要聳肩。

Step 3

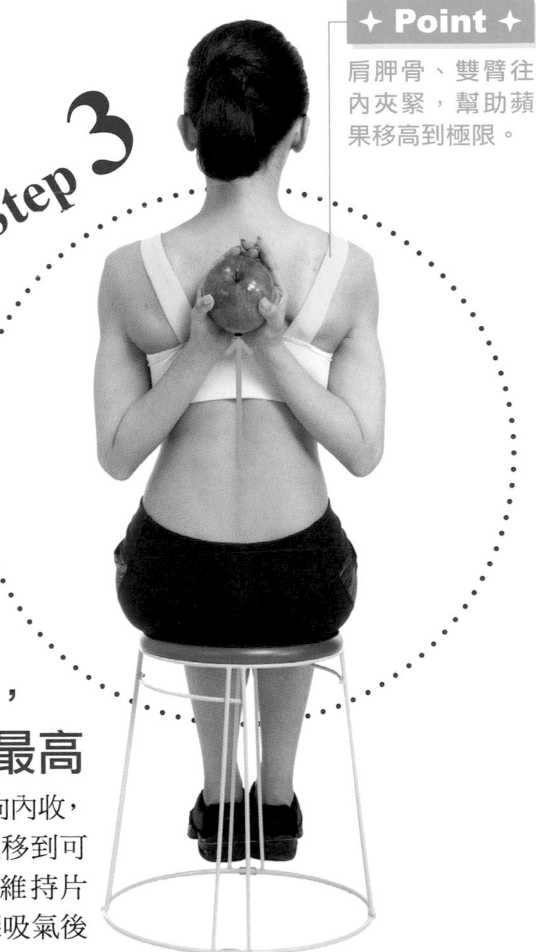

✦ Point ✦
肩胛骨、雙臂往內夾緊，幫助蘋果移高到極限。

雙臂內收，蘋果移到最高

繼續吐氣，雙臂向內收，雙手蘋果繼續上移到可忍受的最高點，維持片刻。放鬆回位，深吸氣後重覆動作。

03 …手臂蘋果操…

纖瘦手臂和肩肉・消除副乳

拿蘋果手肘開合

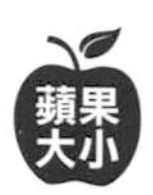

中型或大型2顆

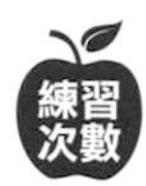

20次×5回，每回中間休息15秒

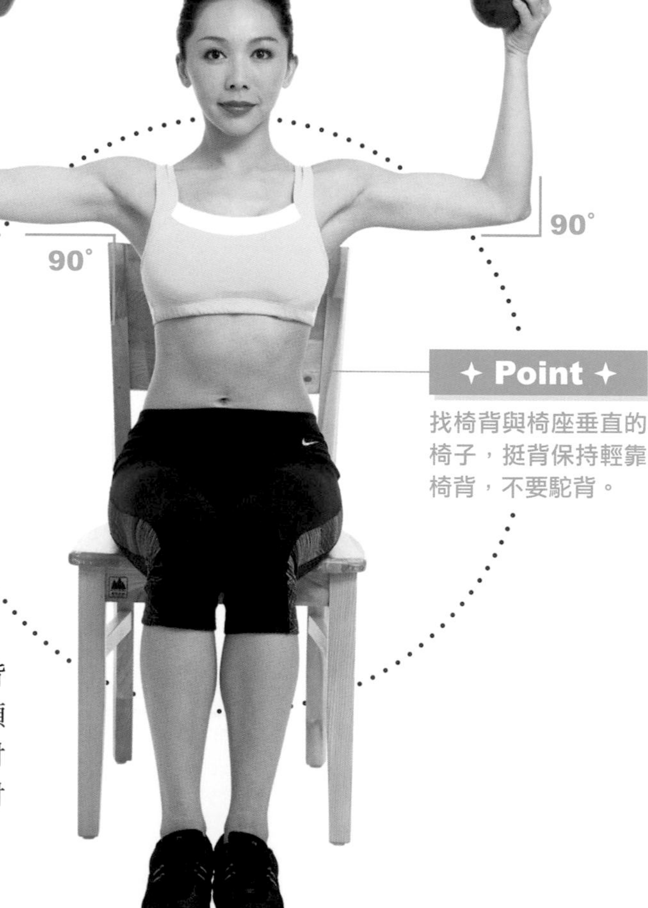

✦ Point ✦

可先對著鏡子練習，保持手肘為垂直彎曲，與肩齊高。

✦ Point ✦

找椅背與椅座垂直的椅子，挺背保持輕靠椅背，不要駝背。

Step 1

一手一蘋果 上舉開肘齊肩

挺胸收腹坐滿椅子，挺背輕靠椅背。雙手各拿一顆蘋果，雙肘打開擴胸，手肘保持舉高與肩齊平，手肘彎曲呈90度。深吸氣。

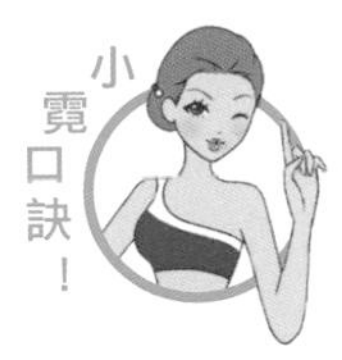

跟掰掰袖說掰掰！

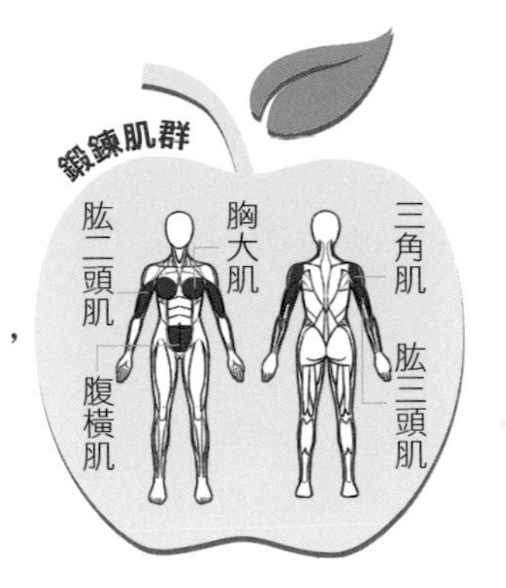

這動作是肘臂開合運動，雙手同時各握一顆蘋果維持抬舉狀態，雙效作用上臂後側的「肱三頭肌」，動作超簡單，但要持久。如果肌耐力不夠，先減少動作次數，慢慢提升後再增加練習，很快你就會發現，手臂已經有我的纖瘦線條囉！

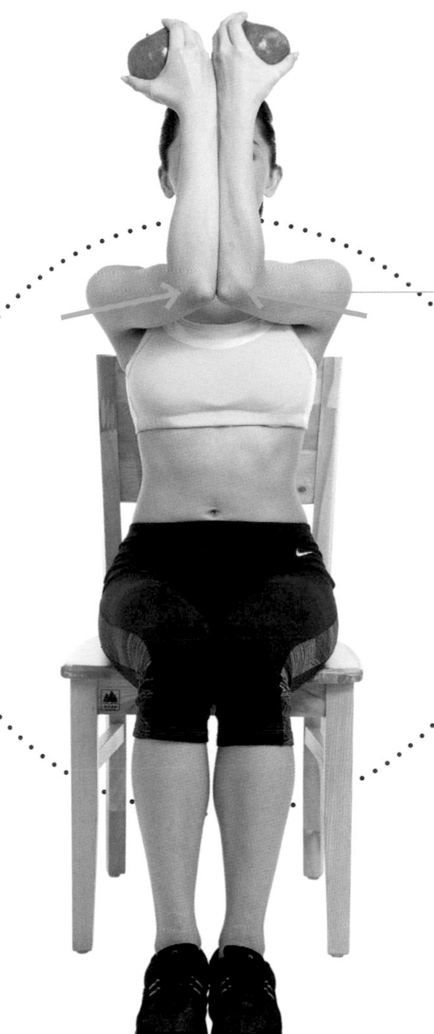

✦ Point ✦

手背到手肘都夾碰貼密，雙臂維持齊肩高，不要掉下來。

Step 2

雙手內夾碰肘

慢慢吐氣，雙肘水平移動向內靠近互碰，維持片刻。深吸氣，再重覆動作，配合「開吸夾吐」呼吸順暢。

04 …手臂蘋果操…

修瘦手臂線條・活化腕、肩關節

雙手張開前後轉

DVD示範

蘋果大小 中型或小型2顆

練習次數 前後各轉20次×5回，每回中間休息15秒

Step 1

一手一蘋果，左右平舉

雙膝併攏，挺胸收腹坐滿椅子，挺背輕靠椅背。雙手各拿一顆蘋果，彎折手腕、手掌翹起，向兩側平舉齊肩高。吸氣。

90°

Step 2

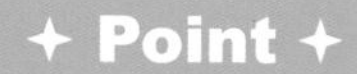

雙臂保持與肩同高。

手臂向前轉

慢慢吐氣，雙手手臂向前轉90度，掌心向後。

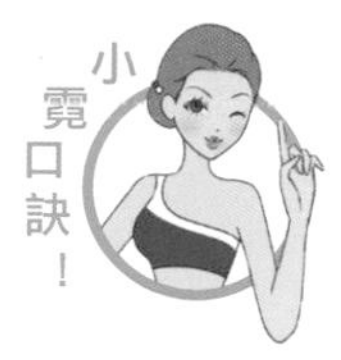

轉轉電燈泡～

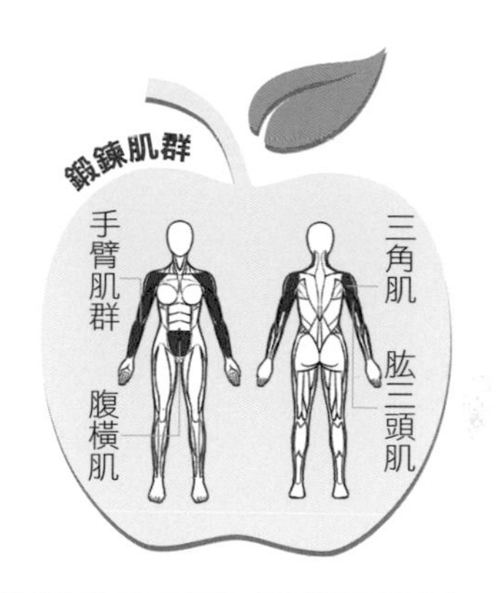

兩手各拿一顆蘋果，左右平舉不動，向前、向後轉手，
動作雖然小，卻很確實拉動全手肌肉和關節，修飾手臂線條；
它隨時隨地都能練習，還能舒緩手腕、肩膀的僵硬症狀。
小心轉手不要太快、太用力，避免拉傷或扭傷喔！

Step 3

手臂轉回

慢慢吸氣，手臂轉回位，掌心向下。

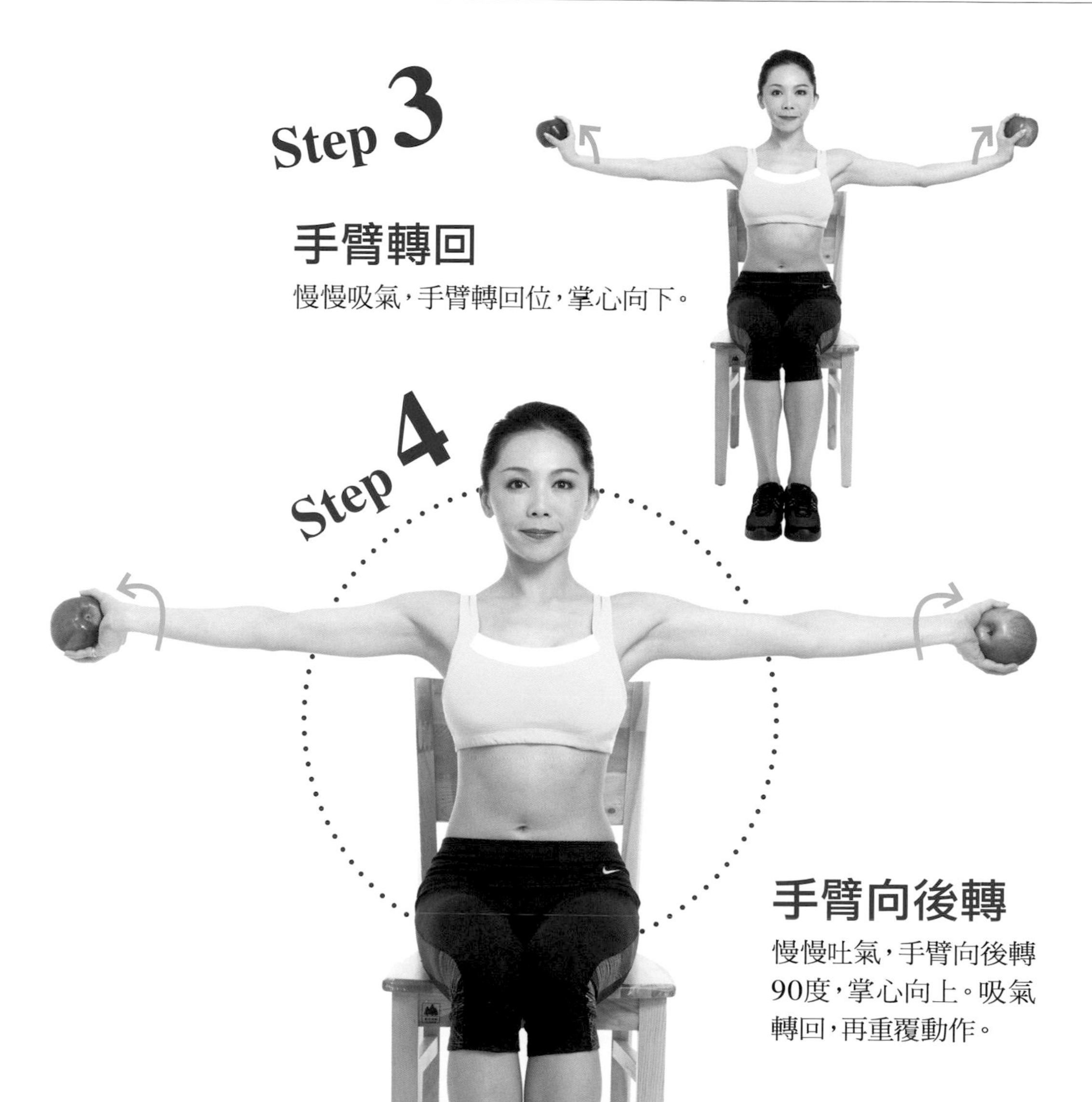

Step 4

手臂向後轉

慢慢吐氣，手臂向後轉90度，掌心向上。吸氣轉回，再重覆動作。

05…手臂蘋果操…

消除蝴蝶袖・舒緩肩膀僵硬

雙臂左右畫圈圈

中型或小型2顆

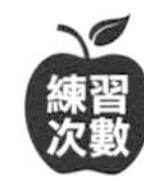

前後各轉20圈×5回，每回中間休息15秒

Step 1

一手一蘋果，雙臂左右平舉

雙膝併攏，挺胸收腹坐滿椅子，挺背輕靠椅背。雙手各拿一顆蘋果，彎折手腕、手掌翹起，向兩側平舉齊肩高。吸氣。

90°

Step 2

✦ Point ✦

掌根翹起，整隻手往前轉畫圈，不是只轉動手腕。

雙臂向前畫圈

慢慢吐氣，上臂帶動雙手向前畫圈圈。連畫20圈，每畫一圈，配合呼吸去吐回吸。

小雯口訣！

手臂小轉圈～

這個動作也是一手拿一個蘋果，但可選小一點、好握的蘋果，兩手張開，以肩膀為圓心手臂往前、往後轉圈，結實臂肌，並且能活化肩頸。它需要肌耐力，且配合吸氣、吐氣順暢，手容易痠者，可先做少一點次數，或畫小一點的圈。

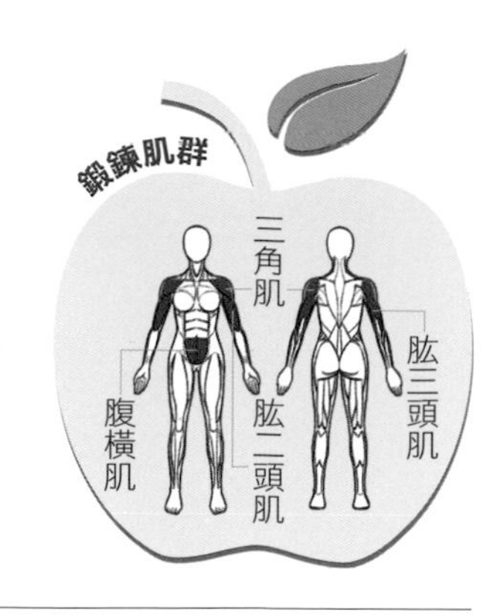

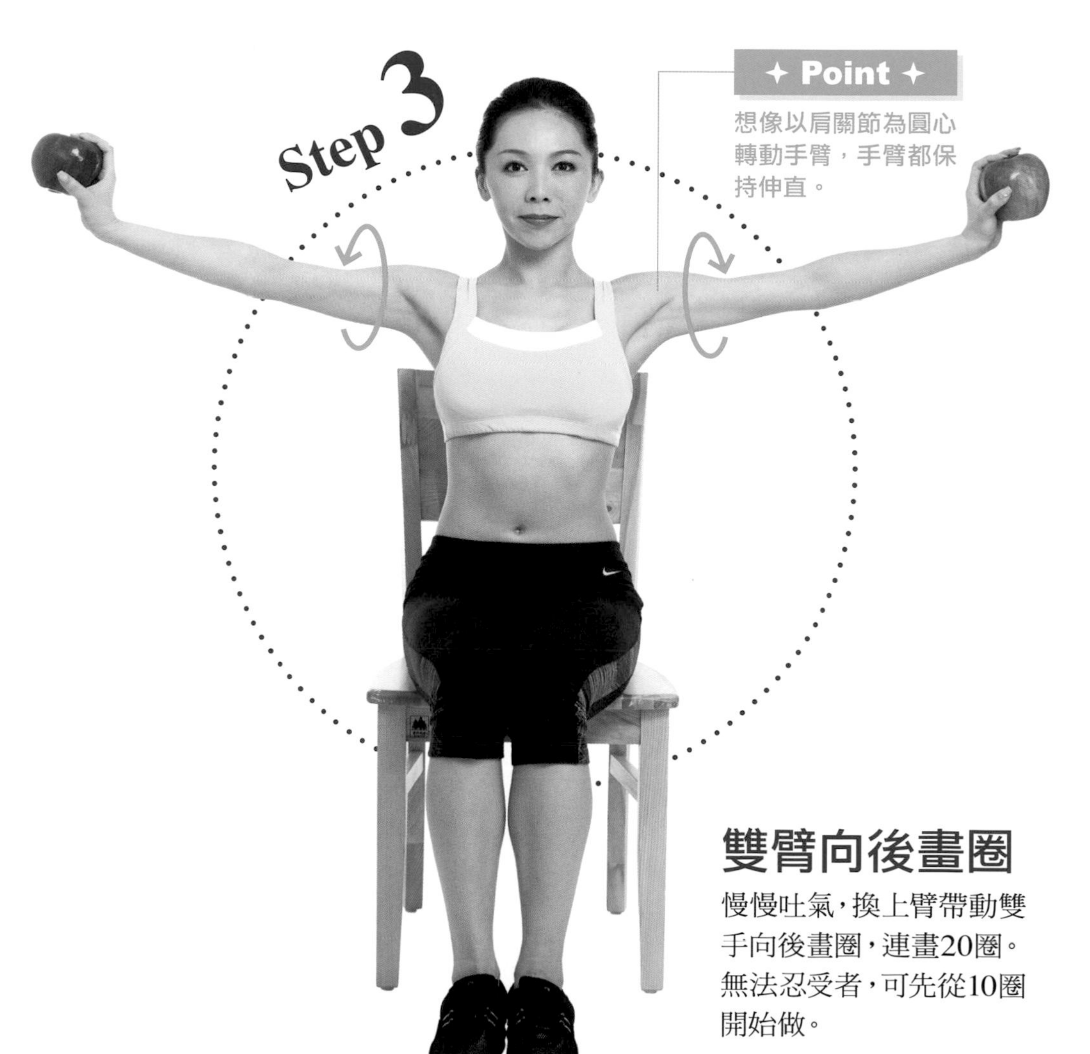

✦ Point ✦

想像以肩關節為圓心轉動手臂，手臂都保持伸直。

雙臂向後畫圈

慢慢吐氣，換上臂帶動雙手向後畫圈，連畫20圈。無法忍受者，可先從10圈開始做。

06…手臂蘋果操…

纖長手臂・終結副乳、腋下和肩胛贅肉

雙臂上舉後抬

中型或小型1顆

20次×5回，每回中間休息15秒

雙手拿蘋果向上伸

盤坐，挺胸收腹，保持臉看前方。雙手合拿一蘋果上舉到頭頂，吸氣，向上延伸。

Step 1
✦ Point ✦
從腋窩關節到手上的蘋果都要向上延伸。

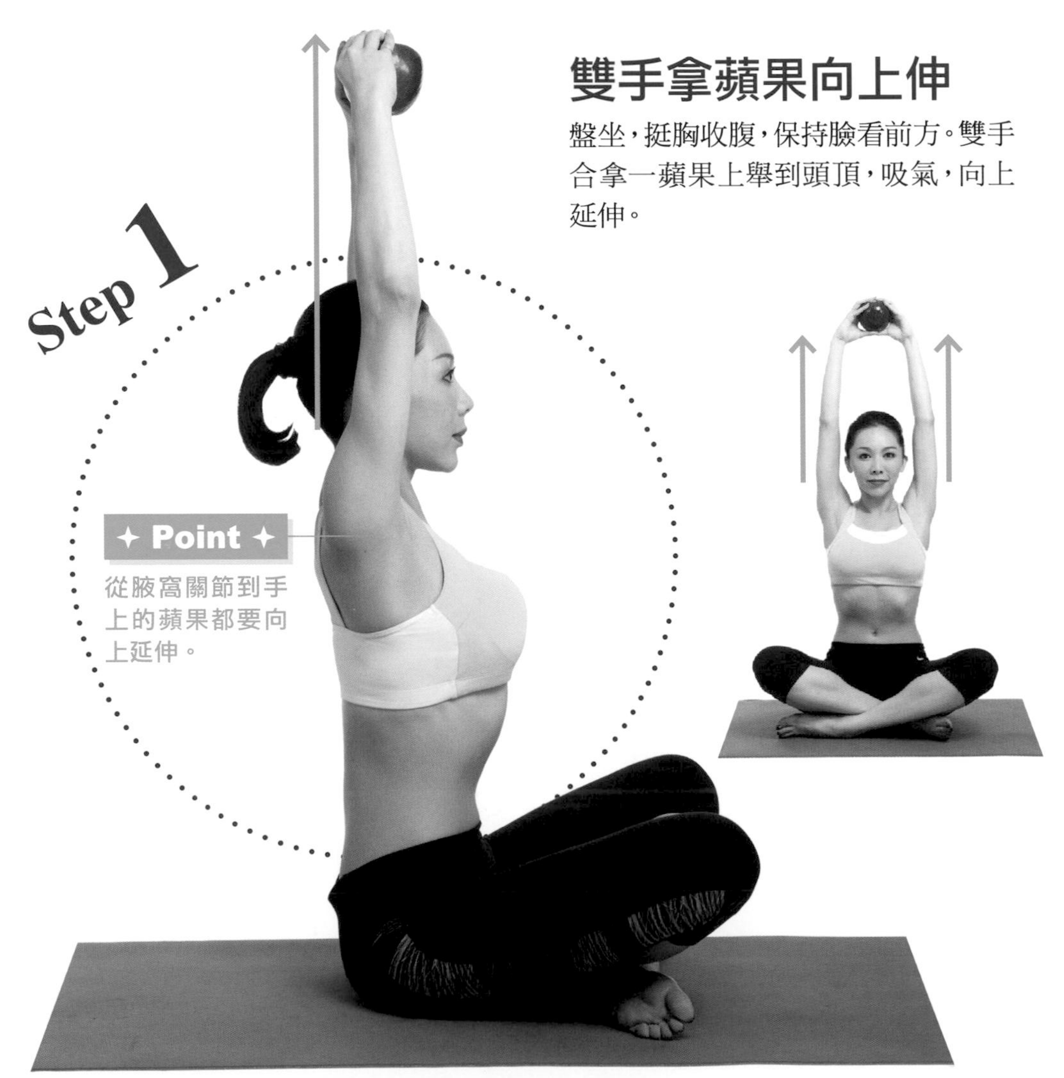

小霓口訣！

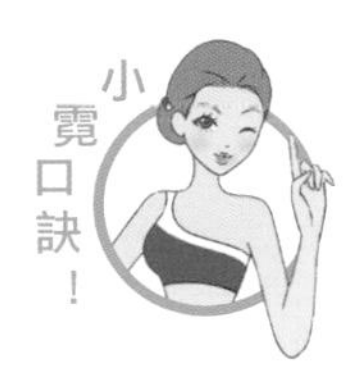

美美的長臂猿！

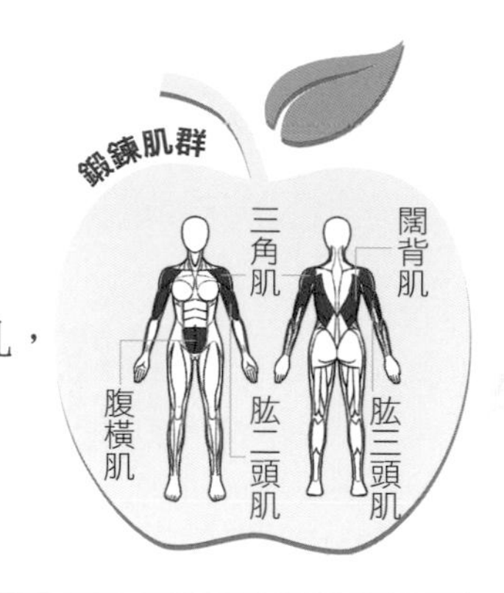

很多姐妹練手臂只針對上臂肌和三角肌，卻忽略了腋肉和副乳，這個簡單的雙手後擺伸展，能速瘦全手到腋窩這健美要塞。動作不只是上舉，要從腋窩關節到十根手指都出力向上伸，拉伸肌肉並感覺變溫熱，能感覺到燃脂效果好明顯！

Step 2 雙手向後伸

慢慢吐氣，雙手蘋果向後拉伸到可忍受的極限，維持片刻。吸氣，雙手回位，再重覆動作。

✦ Point ✦
保持頭正視平、上身不動。
✦ Point ✦
從腋窩關節到手上的蘋果都向後延伸。
NG
×

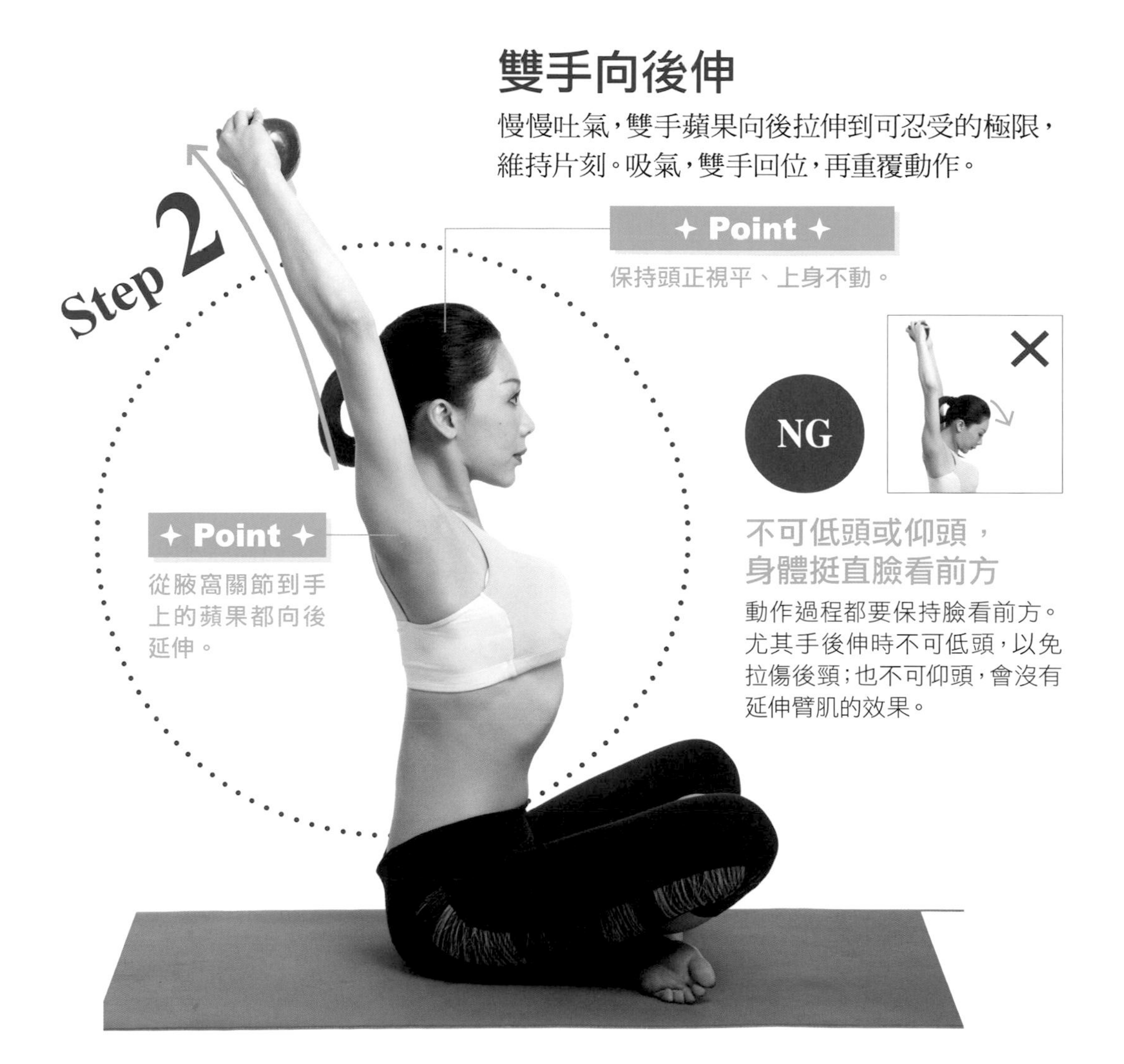

不可低頭或仰頭，身體挺直臉看前方

動作過程都要保持臉看前方。尤其手後伸時不可低頭，以免拉傷後頸；也不可仰頭，會沒有延伸臂肌的效果。

08 …腰腹蘋果操…

剷除小腹脂肪・修飾側腰S曲線

左右轉體碰腳踝

 中型或小型1顆  左右交替20次×5回，每回中間休息15秒

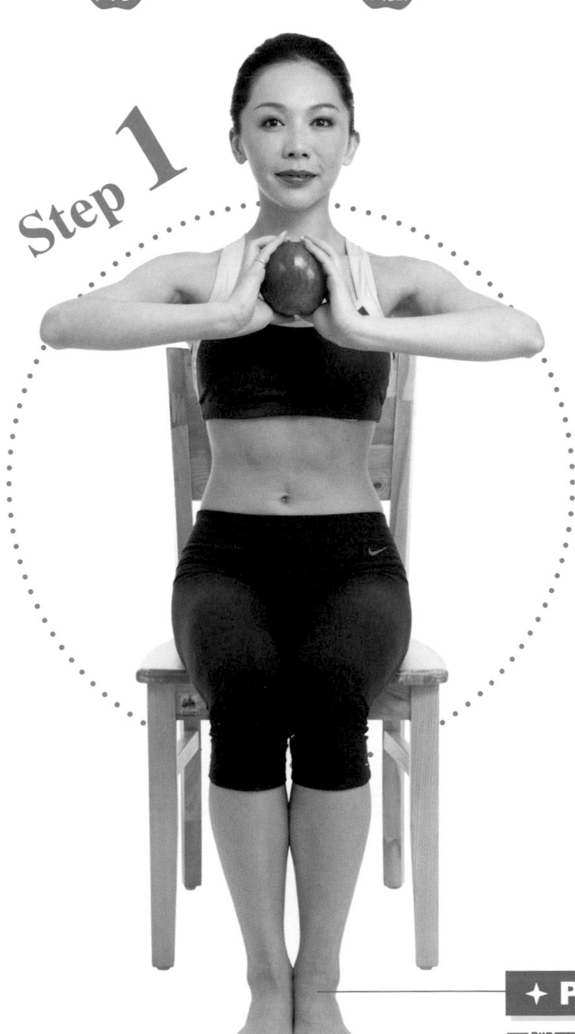

拿蘋果於胸前預備

挺胸收腹坐椅子前1/3，膝蓋併攏，兩腳踏地。雙手合拿一顆蘋果，平舉於胸前，雙肘呈水平。深吸氣。

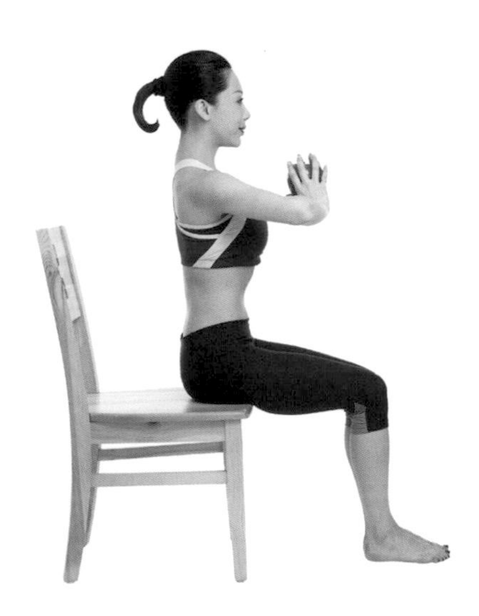

✦ Point ✦

兩腳要併攏。

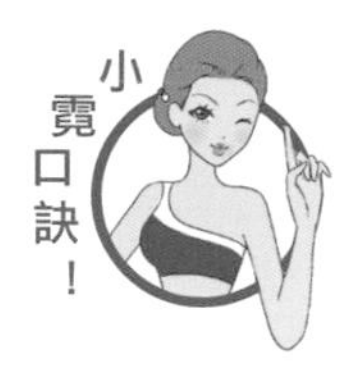

左右轉小蠻腰～

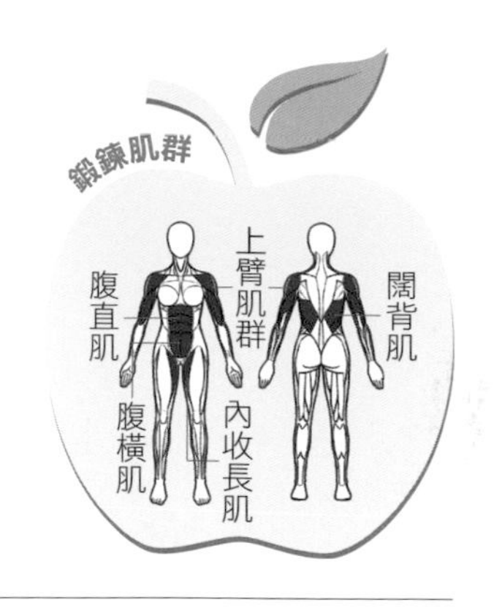

下彎＋左右轉腰能瘦肚又瘦腰，但最怕轉太快和轉不到位。手拿蘋果當轉身的定位，能讓肌肉每次轉動都確實有效！它在辦公室也能做，還能測試肚肚是不是胖到彎不下去了。放任肚子上的三層肉不管，只靠節食它並不會自己消失喔！

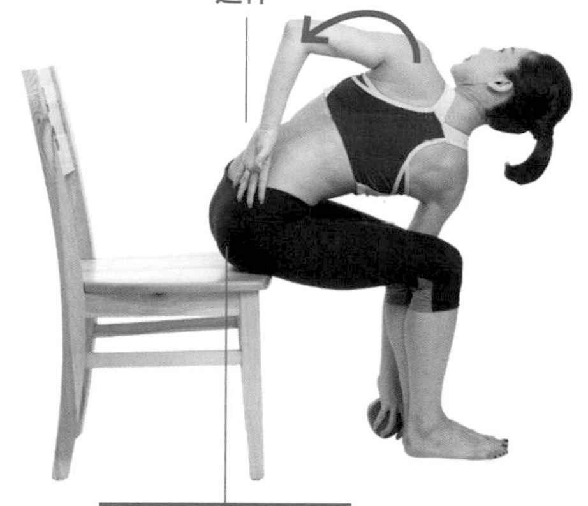

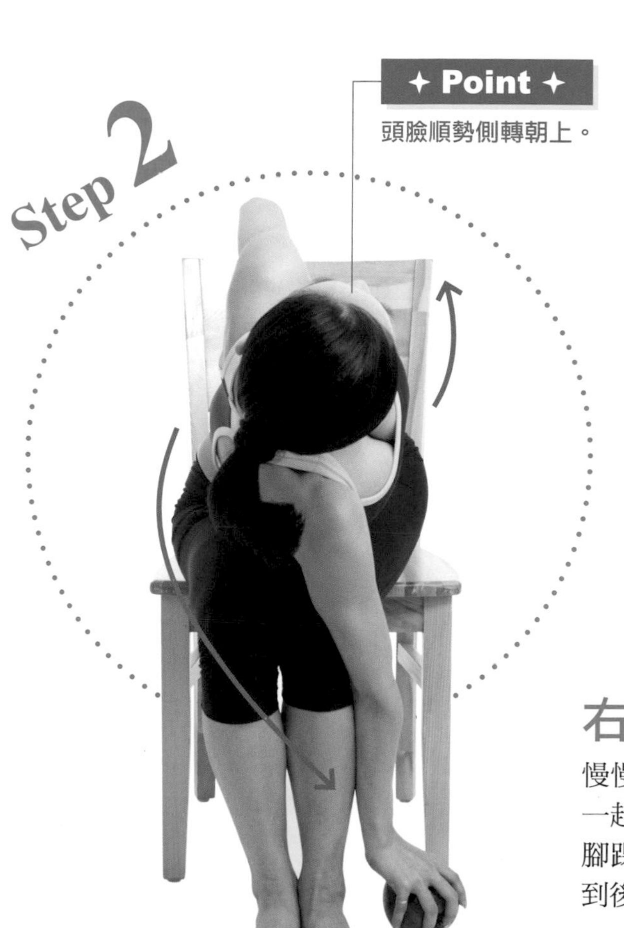

右手轉到左腳踝

慢慢吐氣收腹，右手拿蘋果，和上身一起向左扭腰、下彎，讓蘋果點到左腳踝外側地面。另一手順勢向後移到後腰，上半身盡可能垂直地面。

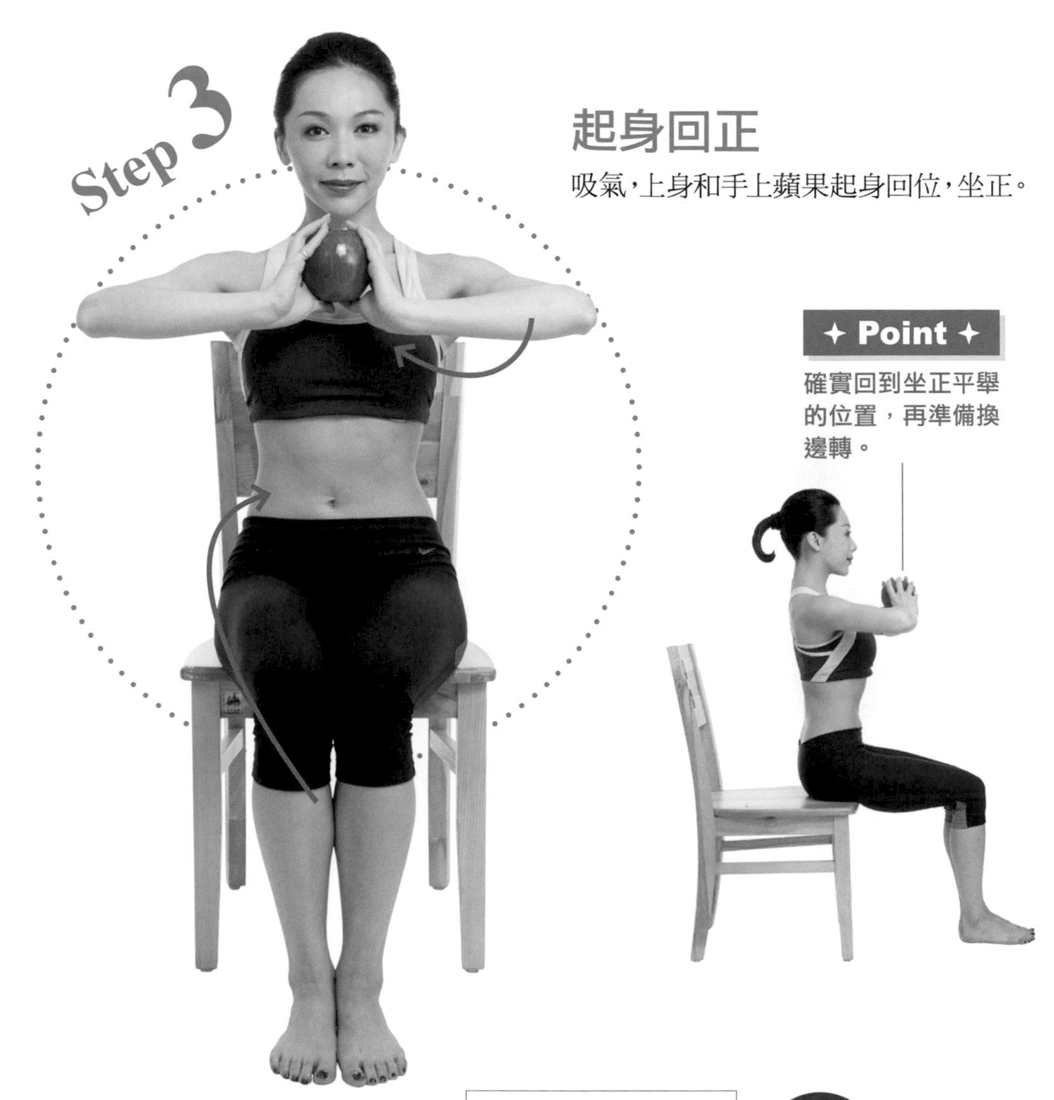

起身回正

吸氣，上身和手上蘋果起身回位，坐正。

✦ Point ✦

確實回到坐正平舉的位置，再準備換邊轉。

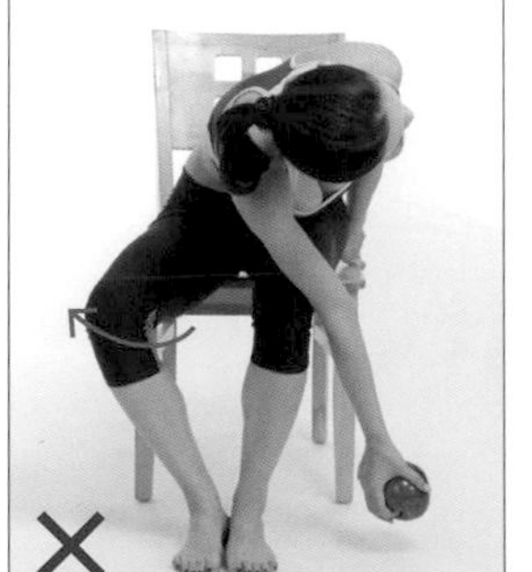

NG

下彎時膝蓋勿張開！

扭腰下彎時，雙膝勿打開，動作會不確實，且無法拉動大腿內側肌，效果會折扣。柔軟度差者下彎，蘋果可先碰小腿肚就好。

Step 4

左手轉到右腳踝

慢慢吐氣收腹，換左手拿蘋果，和上身一起向右扭腰、下彎，讓蘋果點到右腳踝外側地面。另一手順勢向後移到後腰。將上半身與地面垂直，吸氣起身回正，再重覆動作。

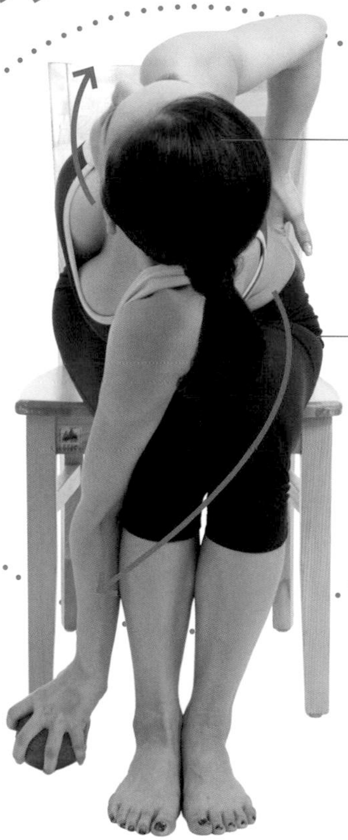

✦ Point ✦

頭臉順勢側轉朝上。

✦ Point ✦

臀部盡可能不離開椅子。

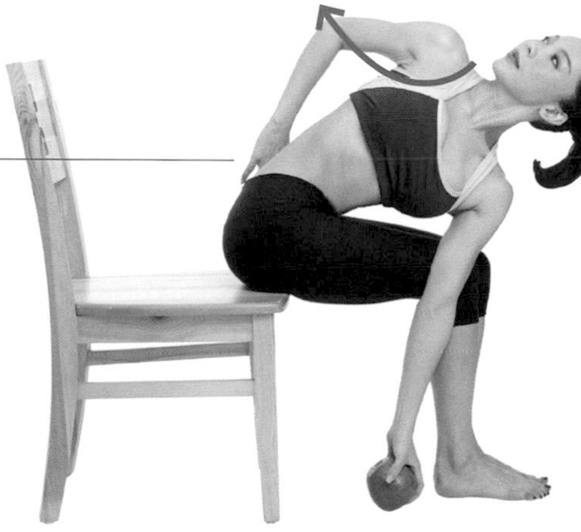

✦ Point ✦

移到背後的手盡量延伸。

初級
中級
高級

09…腰腹蘋果操…

緊實前腹肚肉・雕塑馬甲線和長腿

腿夾蘋果向上抬

蘋果大小　大型或中型1顆

練習次數　10次×5回，每回中間休息15秒

Step 1 大腿夾蘋果，雙腳向前伸直

挺胸收腹，坐在椅子前1/3，大腿間夾一顆蘋果。兩腳向前伸直踏地，雙手伸直、放在臀下與椅子間，不出力。深吸氣。

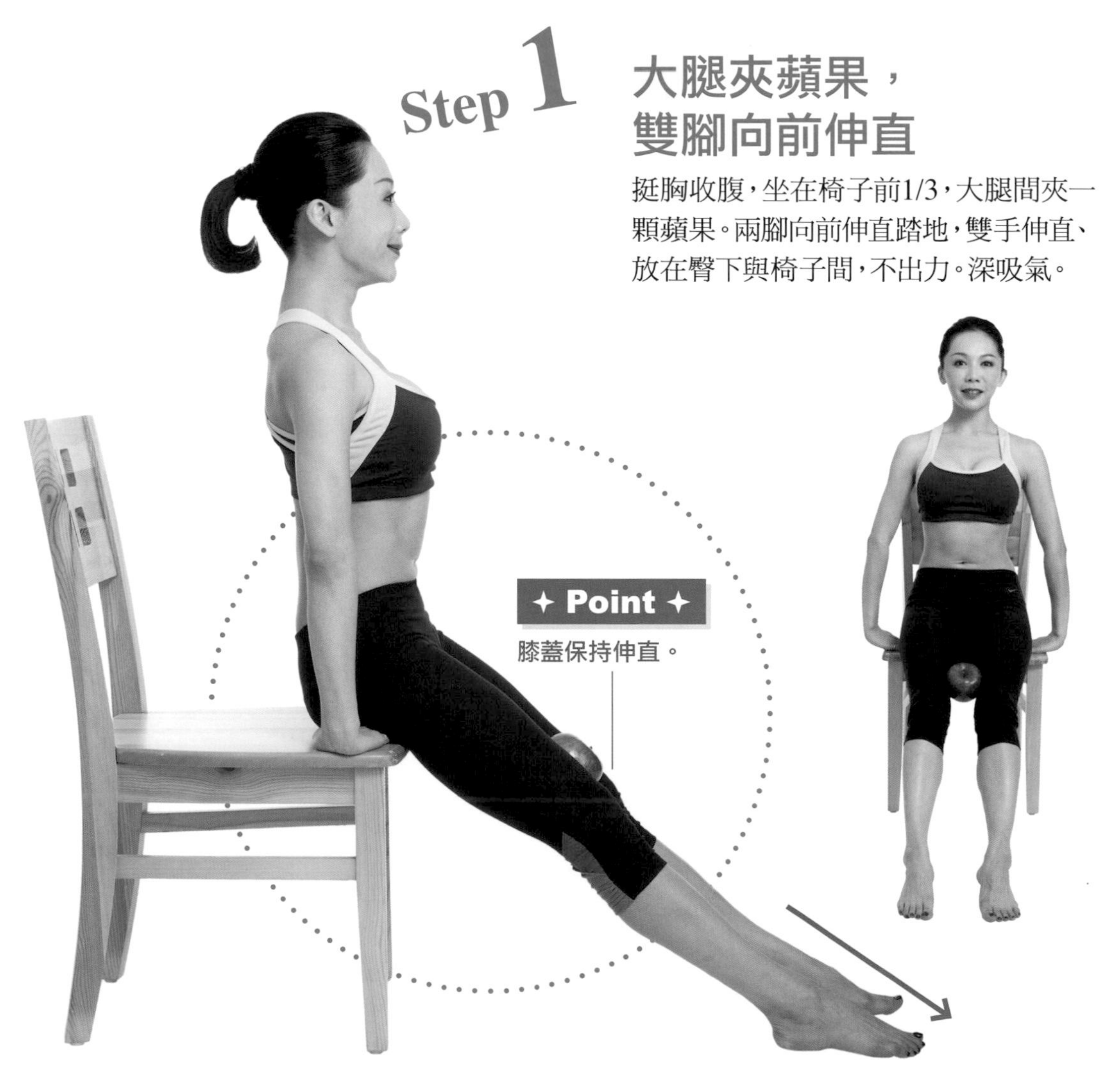

小霓口訣！

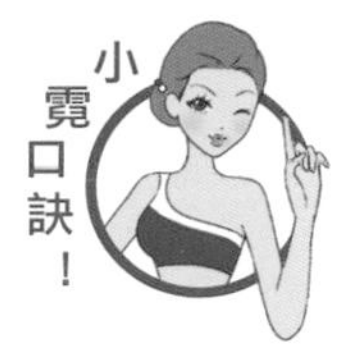

讓時間暫停吧！

腹部和下盤虛胖水腫者，請多做這個夾蘋果抬腿動作，
身體坐在椅子上保持穩定，雙腿抬起伸長hold住，
要訣是吐氣收腹時施力，兩腿間蘋果夾緊，腳尖用力往前伸，
能強化腹部、馬鞍、下肢多處肌力，下半身整個變修長喔！

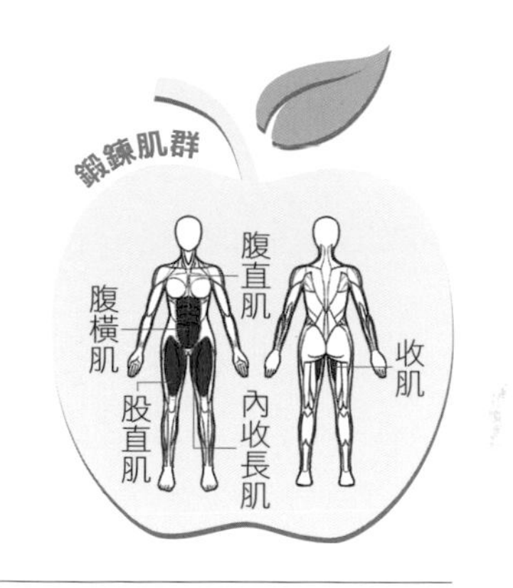

Step 2 雙腳平行抬起

吐氣收腹，雙腳向上抬起，維持3～5秒，保持自然吸氣、吐氣。雙腳放下回位，再重覆收腹抬腿。

注意 小心椅子翹起！

淺坐椅子時，要很注意身體重心，如果沒穩住上身，椅子後面就容易翹起來，不但危險，也做不成收腹抬腿訓練。

✦ Point ✦
收腹出力，不要駝背，雙手不出力。
✦ Point ✦
膝蓋、腿根到腳尖都往前延伸伸直。

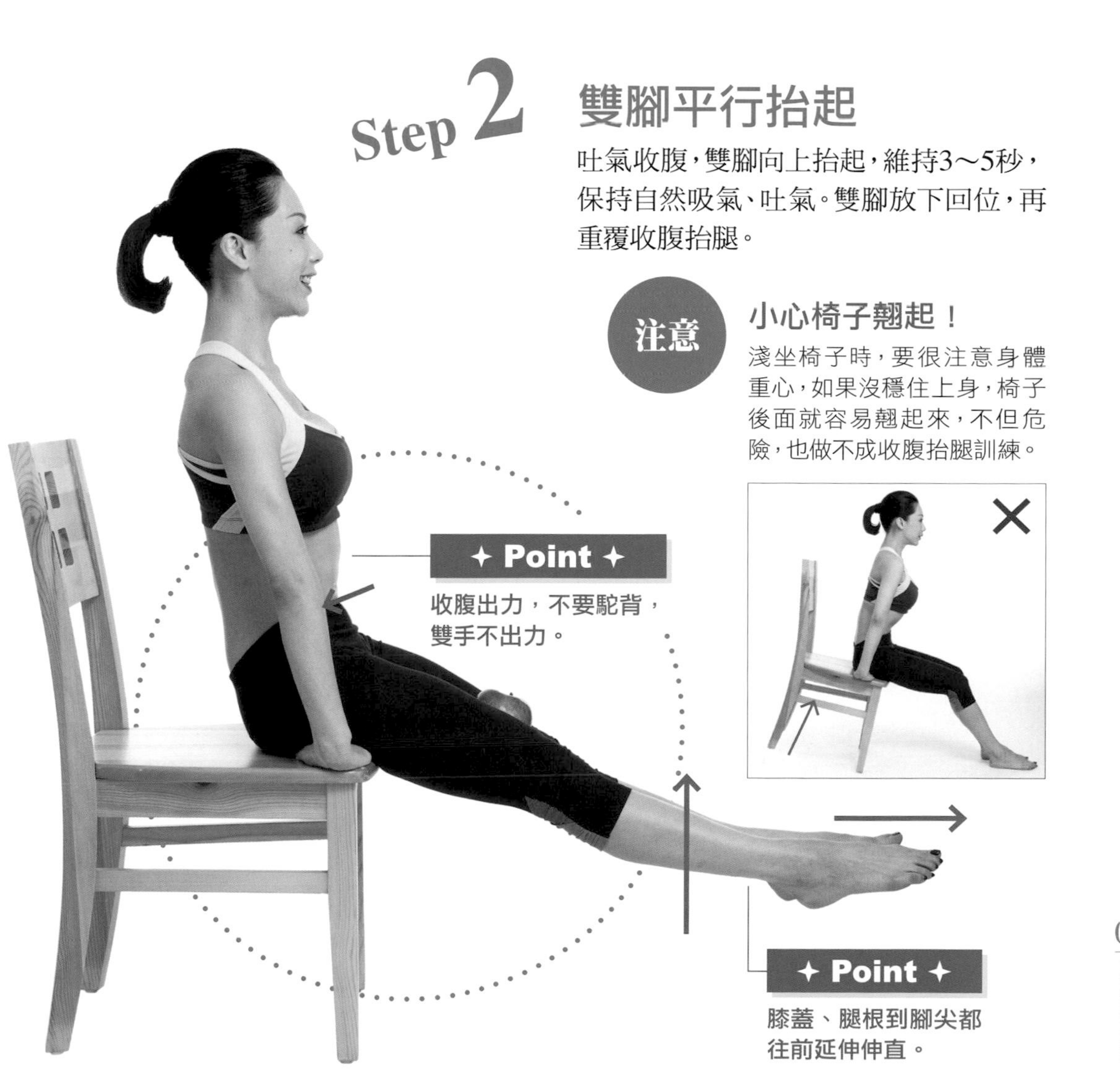

初級

中級

高級

10…腰腹蘋果操…

消平胃凸和大肚・拉長肩臂線條

舉手仰臥起坐

DVD示範

蘋果大小 中型或小型1顆

練習次數 10次×5回，每回中間休息15秒

Step 1

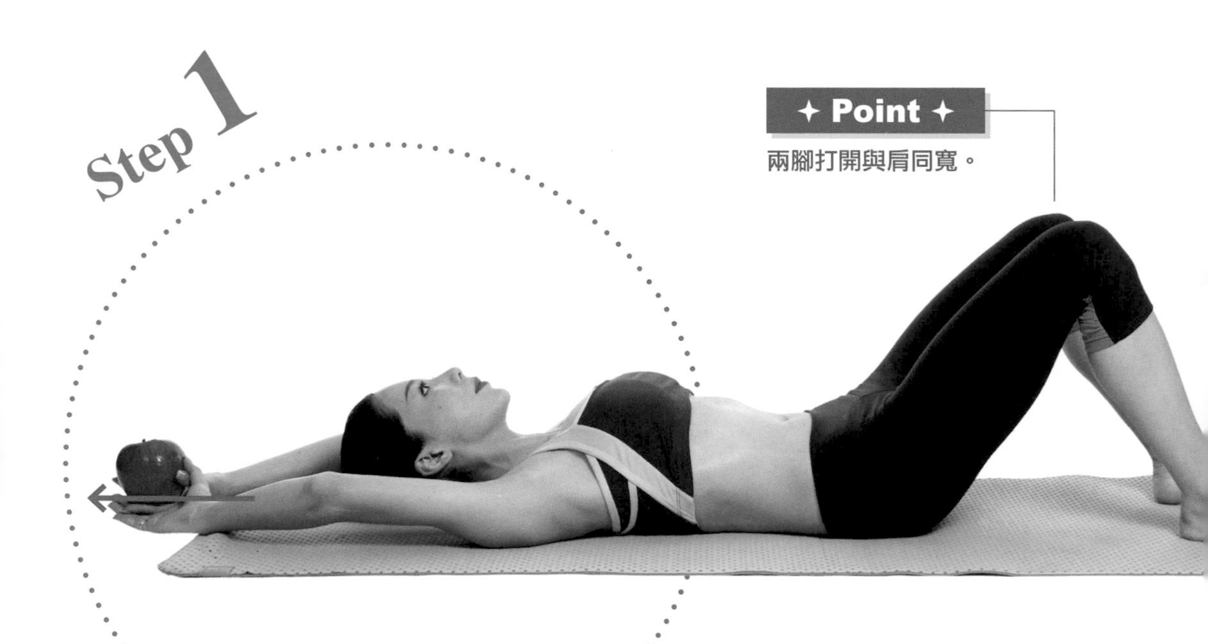

✦ Point ✦

兩腳打開與肩同寬。

仰躺，拿蘋果於頭頂

仰躺，雙手合拿一顆蘋果，向上伸直舉於頭頂。雙腳踏地、打開與肩同寬，曲膝45度。鼠膝部貼地，使腰臀能緊貼地面，吸氣。

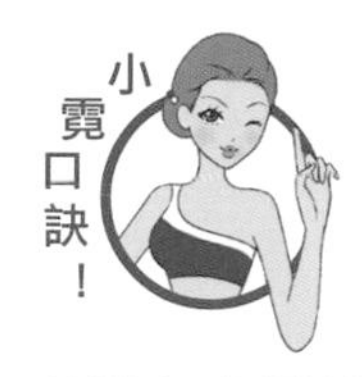

躺著也能瘦！

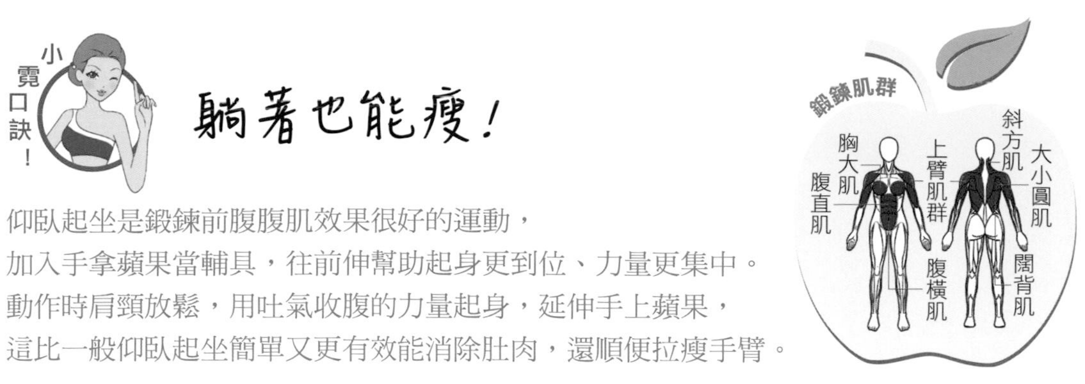

仰臥起坐是鍛鍊前腹腹肌效果很好的運動，
加入手拿蘋果當輔具，往前伸幫助起身更到位、力量更集中。
動作時肩頸放鬆，用吐氣收腹的力量起身，延伸手上蘋果，
這比一般仰臥起坐簡單又更有效能消除肚肉，還順便拉瘦手臂。

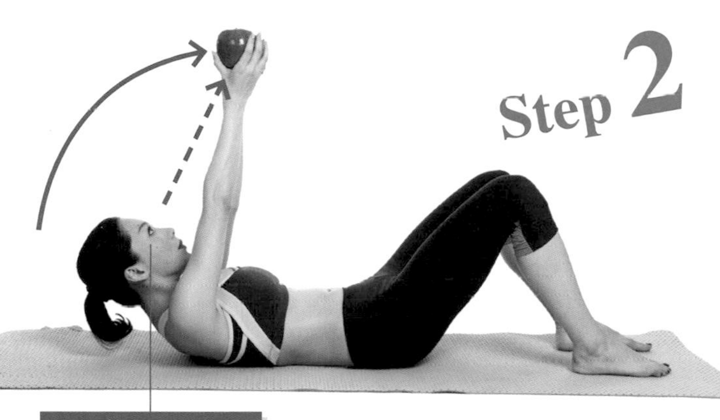

Step 2 拿蘋果起上身

慢慢吐氣，蘋果依弧度移到正上方，再到大腿之間，上身離地起身，臀腳不動，維持5秒，腹部出力，而非肩頸。吸氣，躺回原位，再重覆起身。

✦ Point ✦

眼睛持續盯著蘋果。

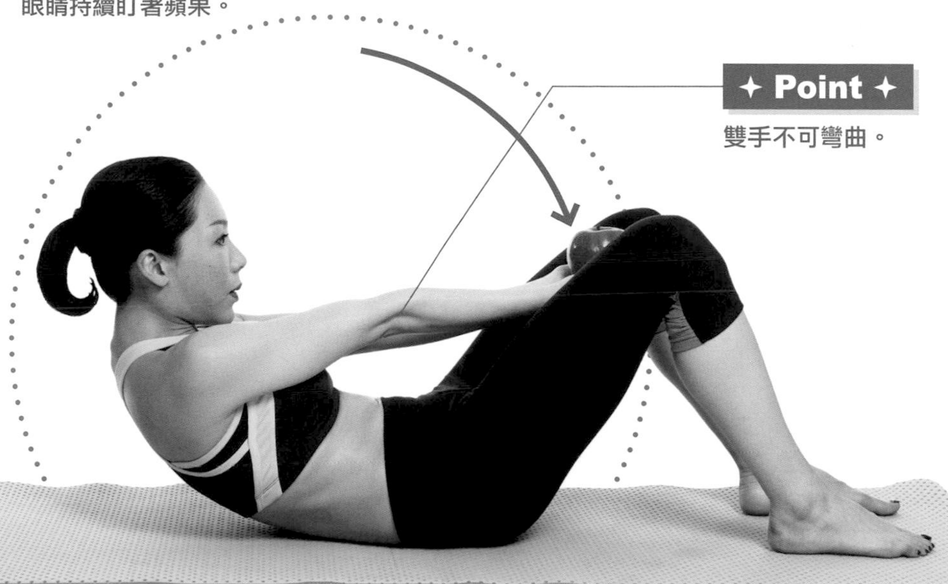

✦ Point ✦

雙手不可彎曲。

初級
中級
高級

11 …腰腹蘋果操…

緊實腹肌・修飾手臂線條

半起身推蘋果

蘋果大小 中型或小型1顆

練習次數 10次×5回，每回中間休息15秒

Step 1

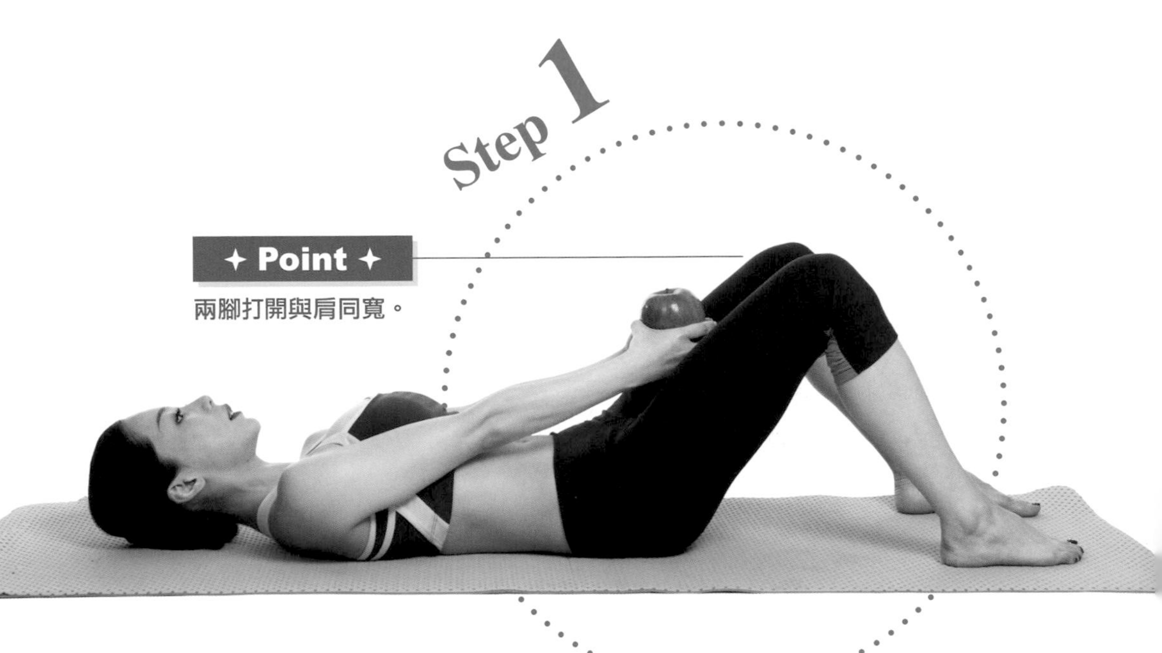

✦ Point ✦
兩腳打開與肩同寬。

仰躺，拿蘋果於腿間

仰躺，雙手合拿一顆蘋果、伸直置於兩腿間。雙腳踏地、打開與肩同寬，曲膝呈45度。鼠膝部微翹起，使腰臀能緊貼地面，吸氣。

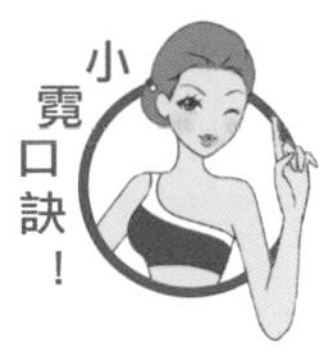

與蘋果拉鋸戰！

同樣也是仰臥起坐，這個動作較簡單，但瘦肚效果十足，很適合初學或腹肌肌力不足的人訓練，不必沮喪投降。起身向前推蘋果時，請想像有人要把妳的蘋果拉前走，妳必須往後把它拉回來，推拉間靠腹肌用力來維持平衡。

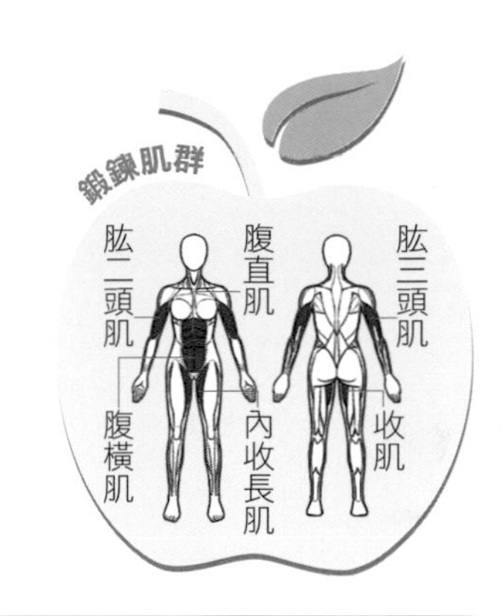

Step 2 蘋果向前推而起身

吐氣，把蘋果推到小腿肚，帶動上身離地起身，臀與腿不動。保持起身姿勢，雙手向前、向後推拉蘋果，重複20下，躺下。

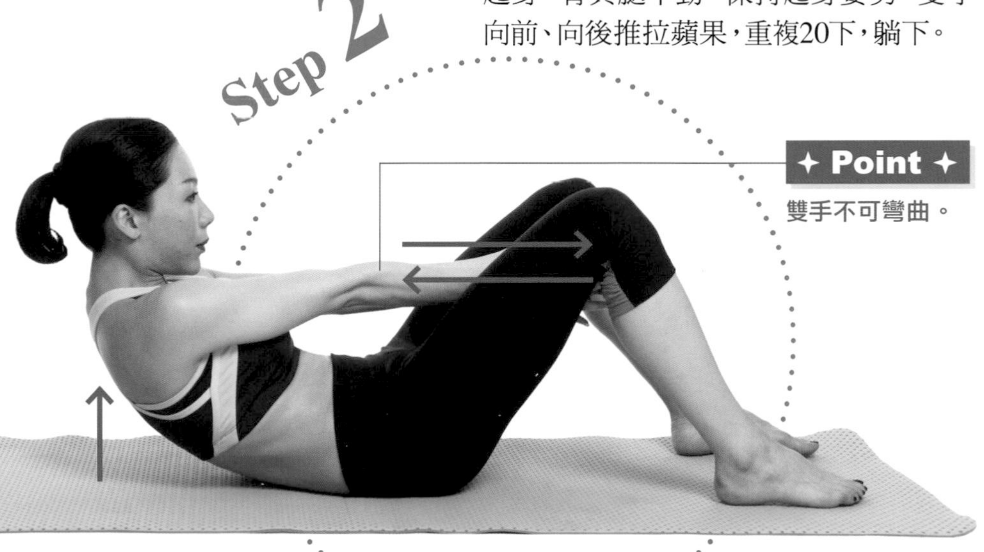

✦ Point ✦

雙手不可彎曲。

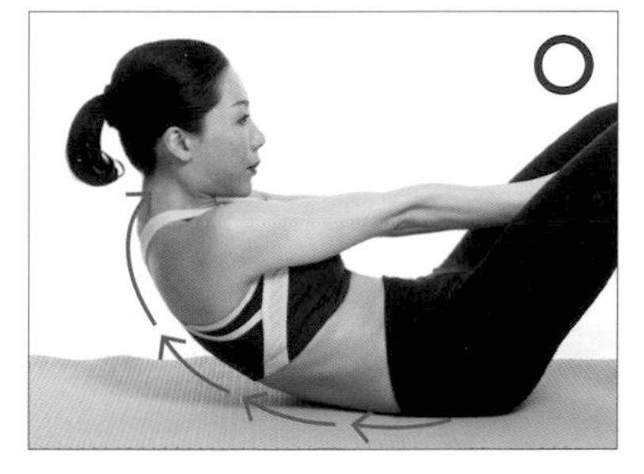

注意

由下到上捲動脊椎起身和躺回！

起身或躺回時，勿以頭頸用力硬起或速躺。要隨腹部吐氣用力和吸氣放鬆，脊椎由下到上：尾椎→腰椎→胸椎→頸椎慢慢捲起，避免頸椎受傷。

初級

中級

高級

12 …腰腹蘋果操…

消除側腰贅肉・雕塑性感馬甲線

夾蘋果手碰腳

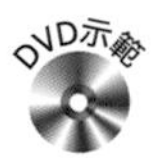

中型或小型1顆

左右交替20次×5回，每回中間休息15秒

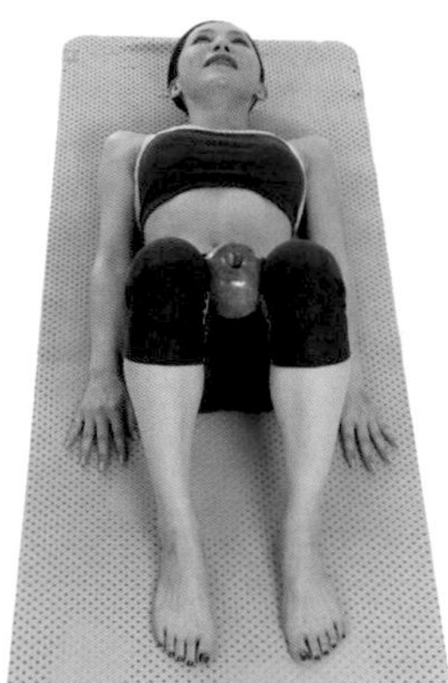

Step 1 仰躺，夾蘋果於雙腿間

仰躺，曲膝45度，腳底踏地，大腿間夾一顆蘋果，雙手平放於身體兩側。吸氣。

Step 2

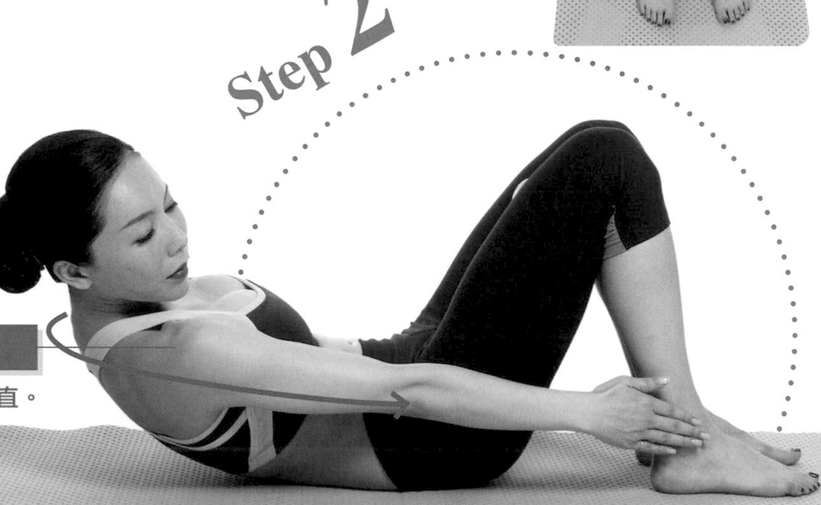

✦ Point ✦

肩膀放鬆，手臂伸直。

右手碰右腳踝

慢慢吐氣收腹，右手向前碰右腳踝外側，帶動上身向右側彎，稍微離地。

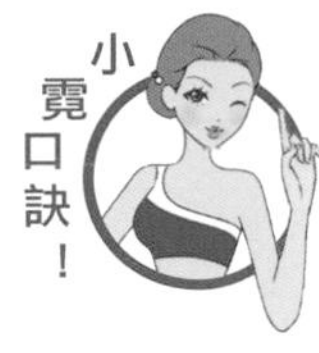

躺著也能擁有馬甲線！

「水桶腰」和「紙片人」都不算胖吧，但妳覺得性感嗎？「く字型」腰身、緊緻的腹肌「馬甲線」，是女人的魅力，起身扭腰的動作既能速消肚肉，還能鍛鍊腹肌和S曲線，動作時肩頸放鬆，只要用收腹力氣來帶動肢體扭轉。

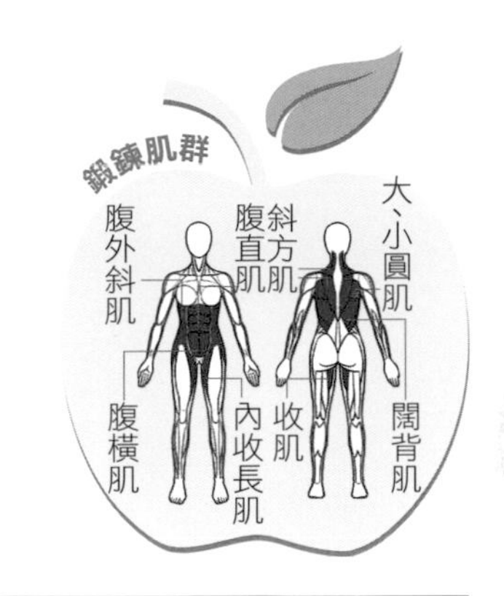

Step 3

躺回原位

吸氣，從腰椎、胸椎、頸椎慢慢躺回原位。

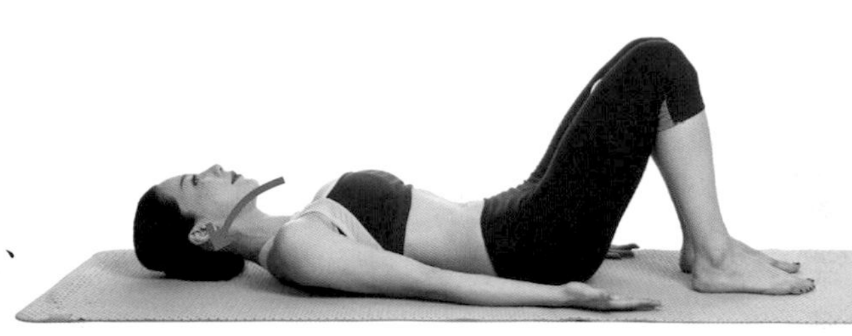

Step 4

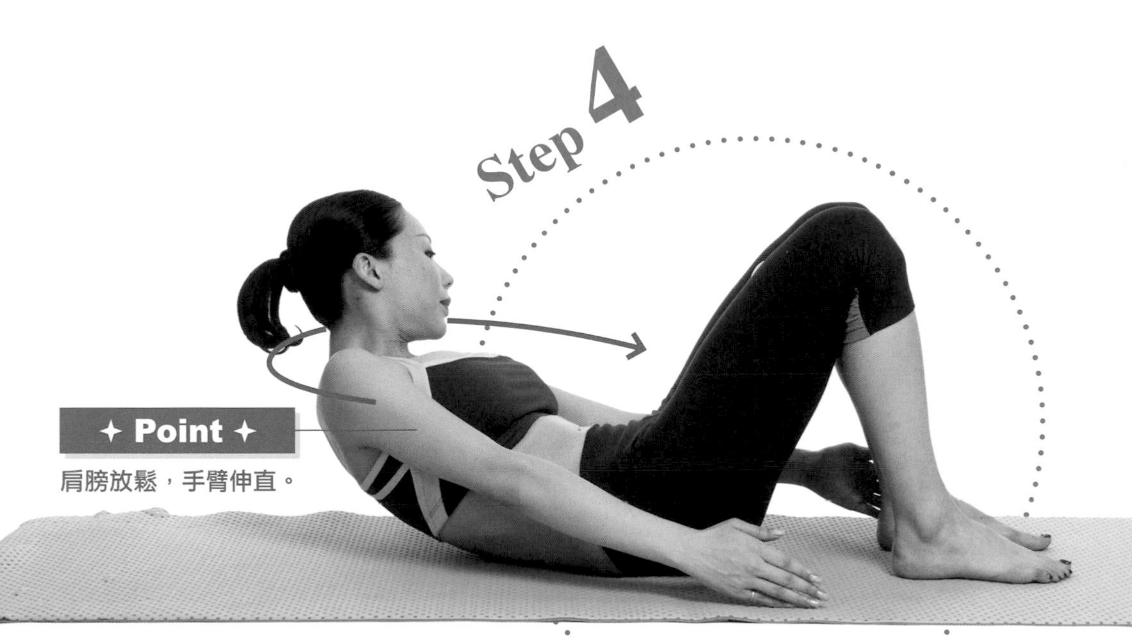

✦ Point ✦

肩膀放鬆，手臂伸直。

左手碰左腳踝

慢慢吐氣收腹，左手向前碰左腳踝外側，帶動上身向左側彎，稍微離地。躺回原位，再換邊重覆動作。

12 腰腹蘋果操

初級
中級
高級

13 …腰腹蘋果操…

鍛鍊腹部肌群・拉伸修長小腿肚

仰躺抬腿手碰腳

蘋果大小 中型1顆

練習次數 20次×5回，每回中間休息15秒

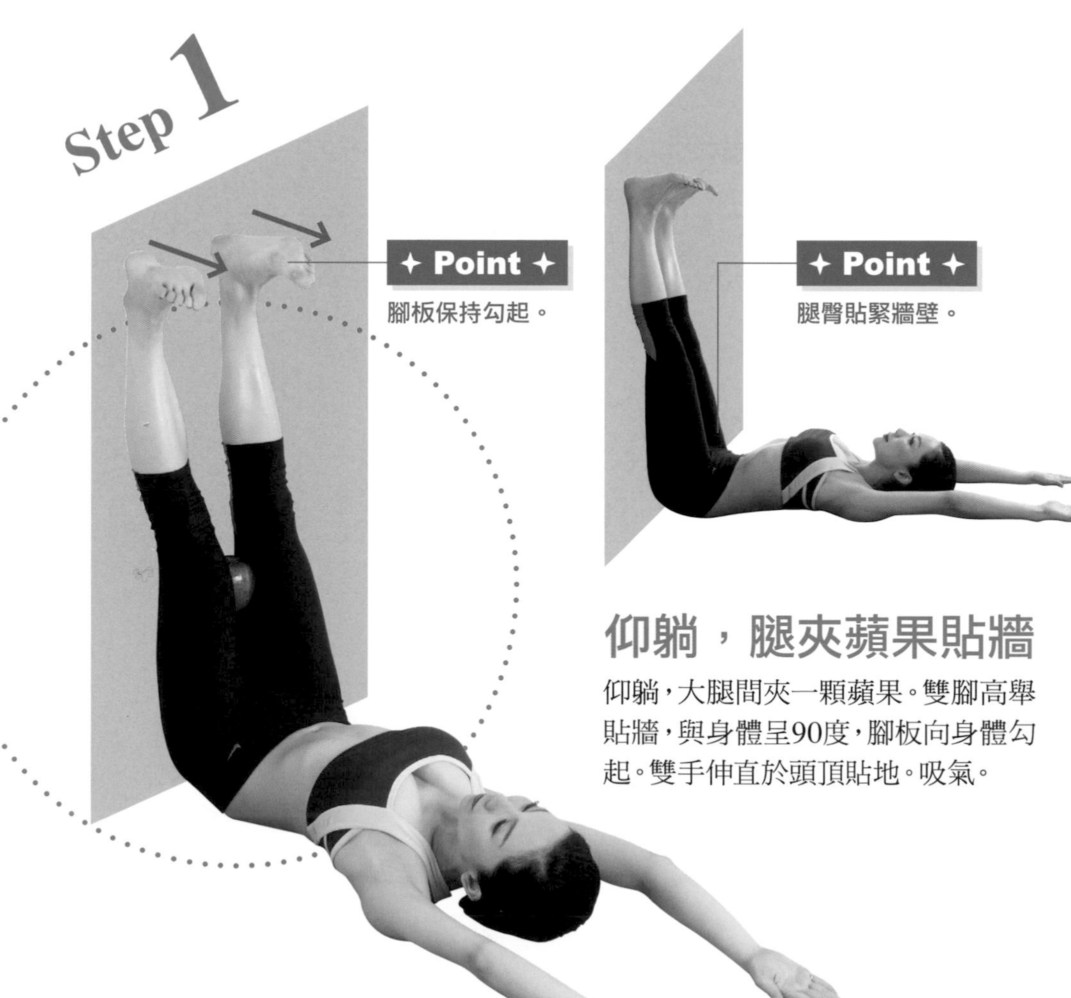

仰躺，腿夾蘋果貼牆

仰躺，大腿間夾一顆蘋果。雙腳高舉貼牆，與身體呈90度，腳板向身體勾起。雙手伸直於頭頂貼地。吸氣。

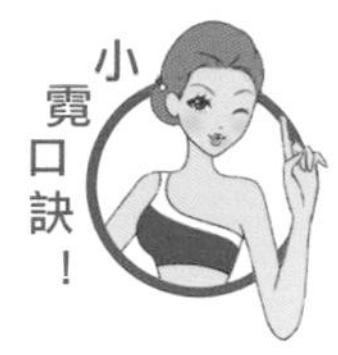

掛腿瘦～

柔軟度不佳，做有氧操就會比較吃力、難以到位，
肌耐力不足，運動的燃脂效果就會事倍功半。
變胖時這兩種能力都會變差，形成惡性循環又更難甩油，
這個蘋果操則是幫妳同時改善柔軟度與肌耐力，配合呼吸效果更棒喔！

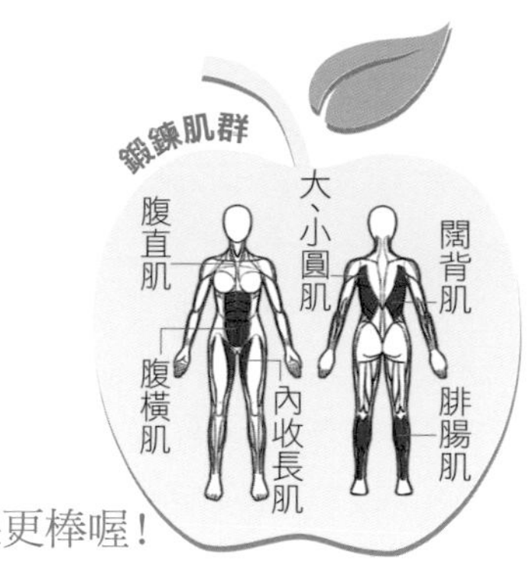

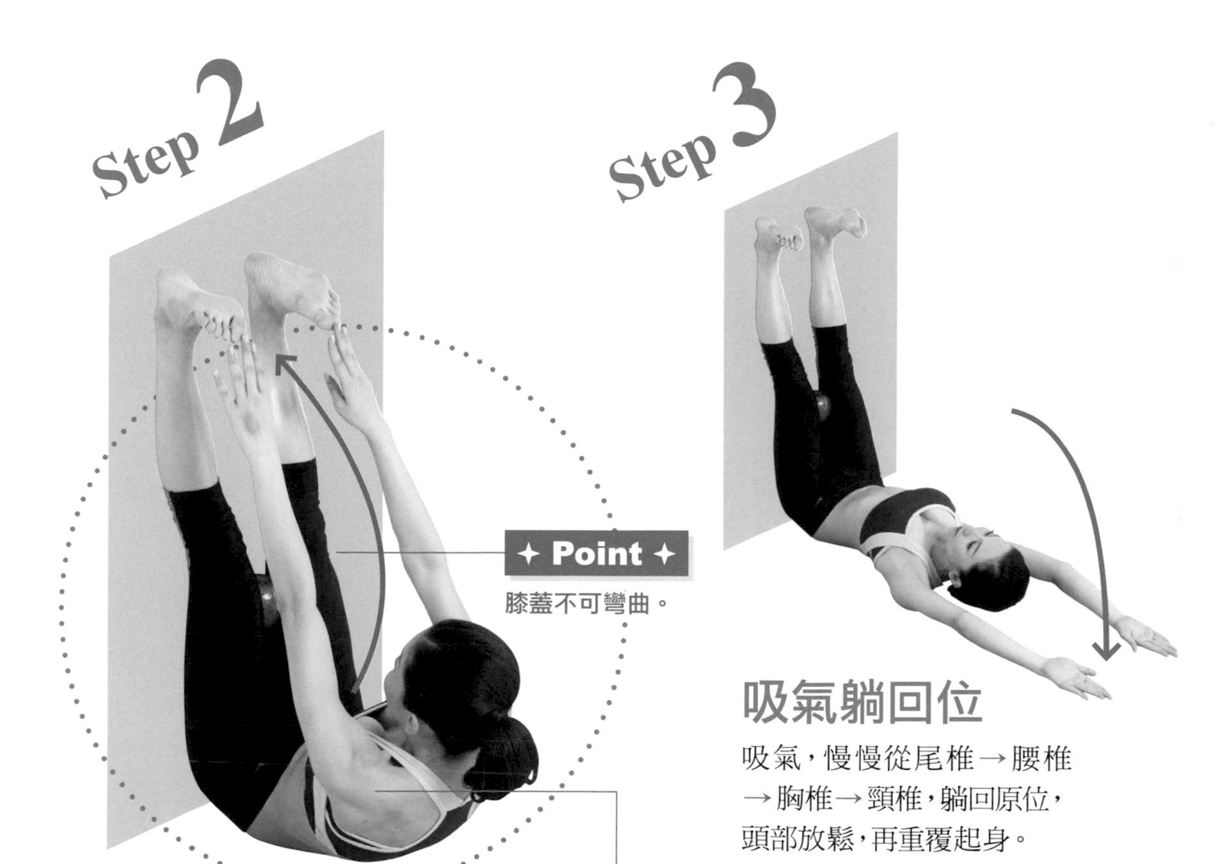

起身雙手碰腳趾

吐氣收腹，帶動上身起身，
雙手向上延伸碰腳趾。

吸氣躺回位

吸氣，慢慢從尾椎→腰椎→胸椎→頸椎，躺回原位，頭部放鬆，再重覆起身。

初級
中級
高級

簡易

❶ 腹肌力不足者：起身先碰小腿或可及之處即可。

腹部肌力不足，或是腿較長的人，一開始起身手會摸不到腳趾；可以先從碰觸小腿開始練習，再慢慢增加碰觸的距離。千萬不要勉強動作，以免拉傷腰臀和肩頸的肌肉喔！

✦ Point ✦
腳板保持勾起。
✦ Point ✦
腿臀貼緊牆壁。

✦ Point ✦
摸到膝蓋或小腿
都OK。

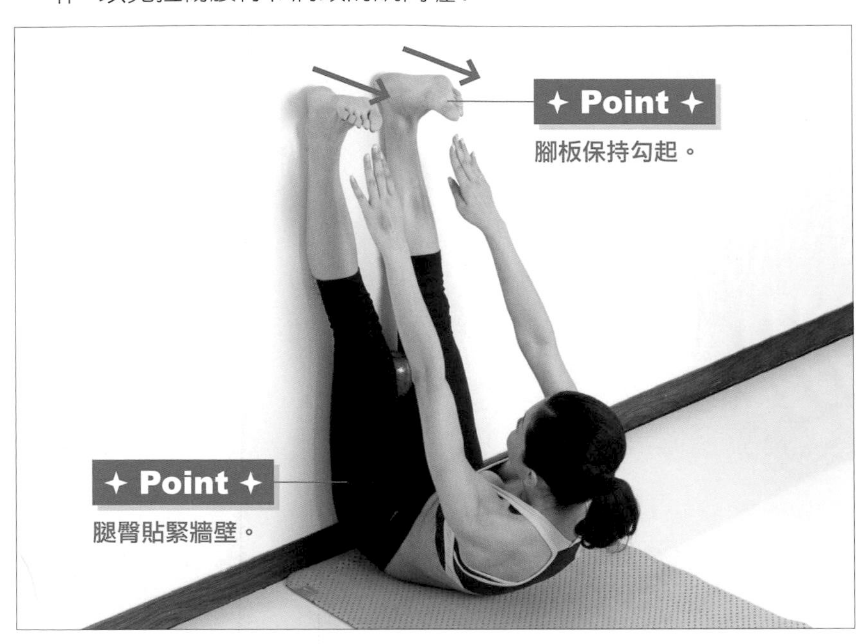

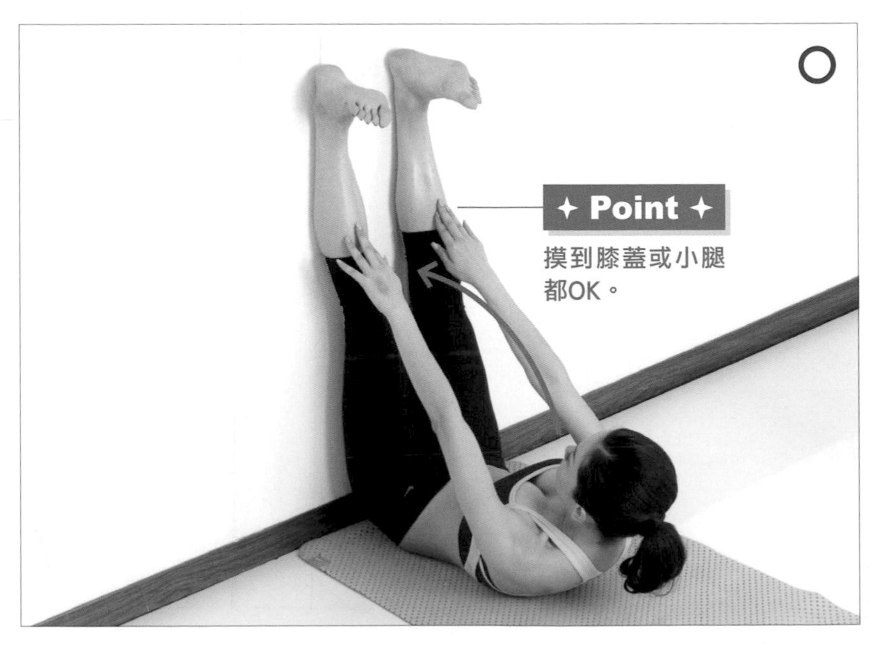

簡易

❷ 柔軟度不佳者：臀腿和牆壁可離一段距離。

初學蘋果操者，雙腳貼牆可先離牆壁一段距離，能夠幫助減少雙腿

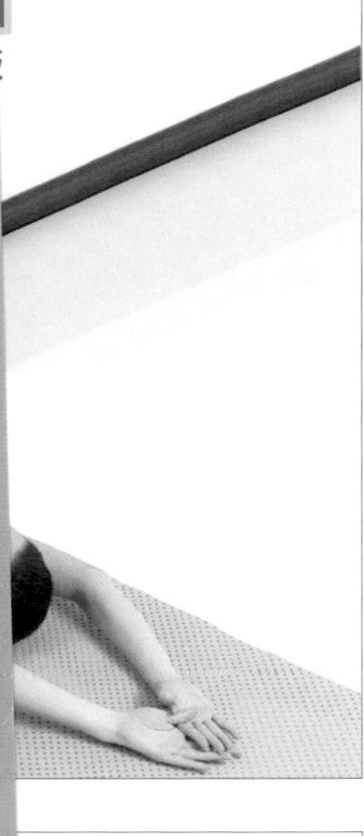

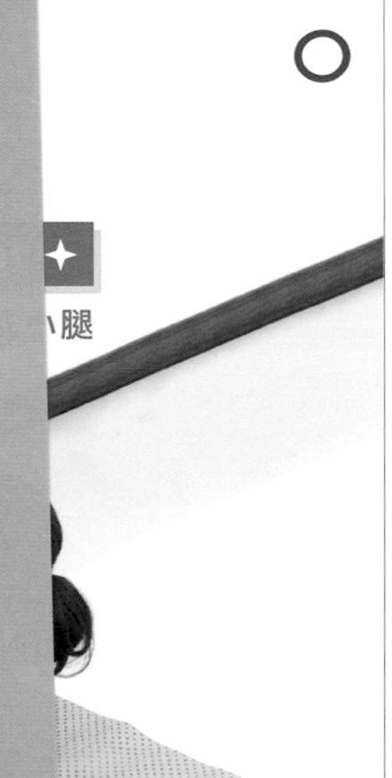

14 …腰腹蘋果操…

鍛鍊性感馬甲線・扭轉漂亮S腰線

扭腰左右換蘋果

DVD示範

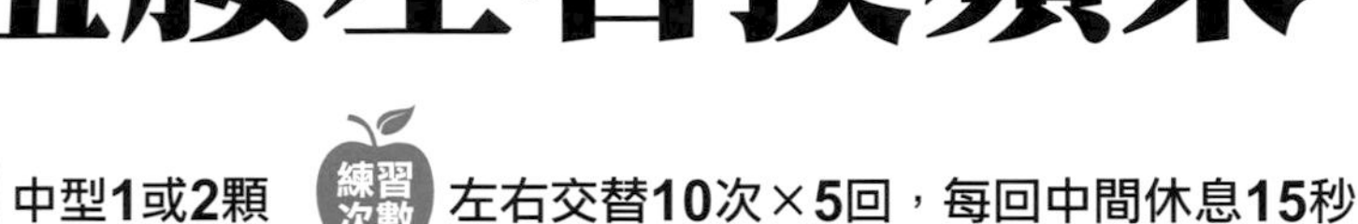

蘋果大小 中型1或2顆　練習次數 左右交替10次×5回，每回中間休息15秒

Step 1

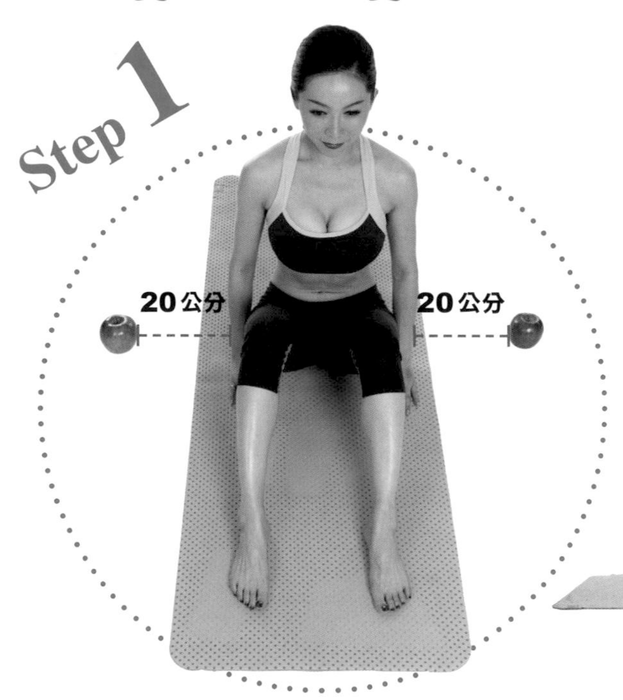

雙腳曲膝坐挺，臀側各放一蘋果

挺身收腹坐直，雙腳曲膝、打開與肩同寬，腳底緊貼地面。雙手自然平放身體兩側，臀部兩側約20公分處各放一顆蘋果，兩個蘋果平行。

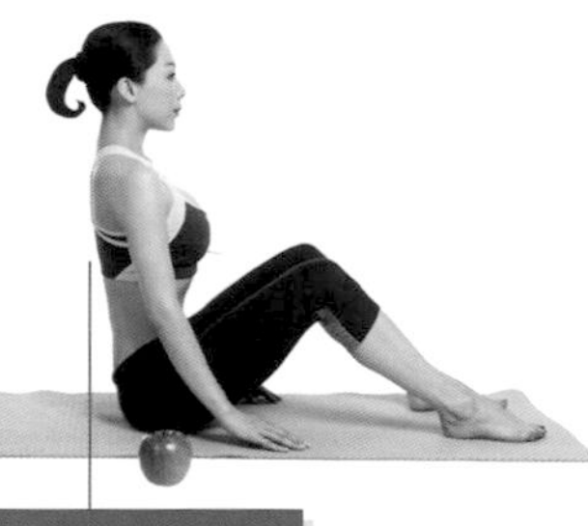

✦ Point ✦

脊椎挺直，勿駝背。

Step 2

上身後傾45度

深吸氣，上身向後傾斜45度，腹肌和脊椎撐住身體，腰部、背部、頸部呈一直線，不可駝背。

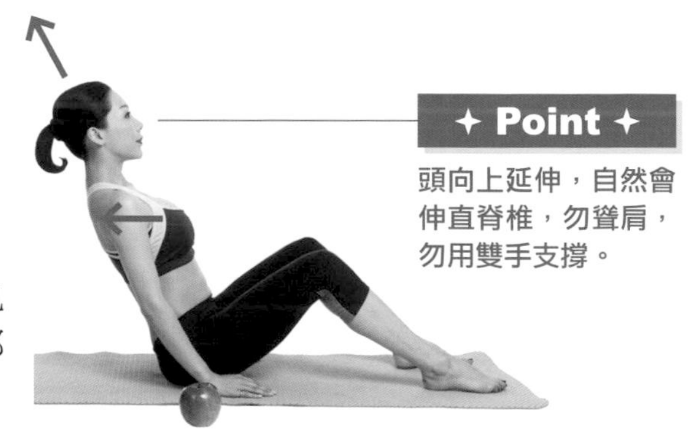

✦ Point ✦

頭向上延伸，自然會伸直脊椎，勿聳肩，勿用雙手支撐。

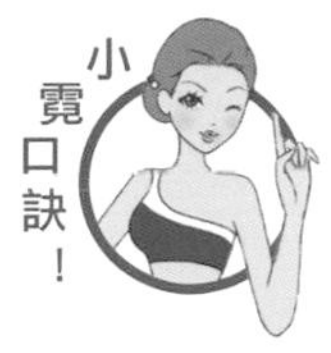

左右放蘋果～

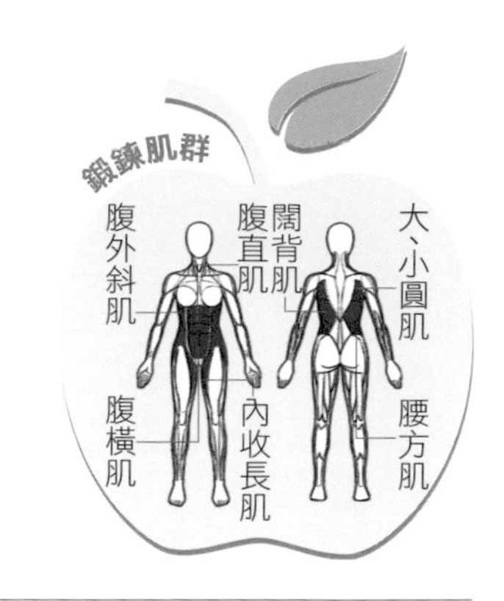

想同時鍛鍊「馬甲線」和「S腰線」，聽起來好像很難，但挺腰扭腰時，加左右拿蘋果幫助hold住、轉移注意力，就讓這個腰腹運動變得輕鬆又有趣，可說是一舉雙效！腰部後挺扭腰時，不要忘記保持呼吸順暢喔！

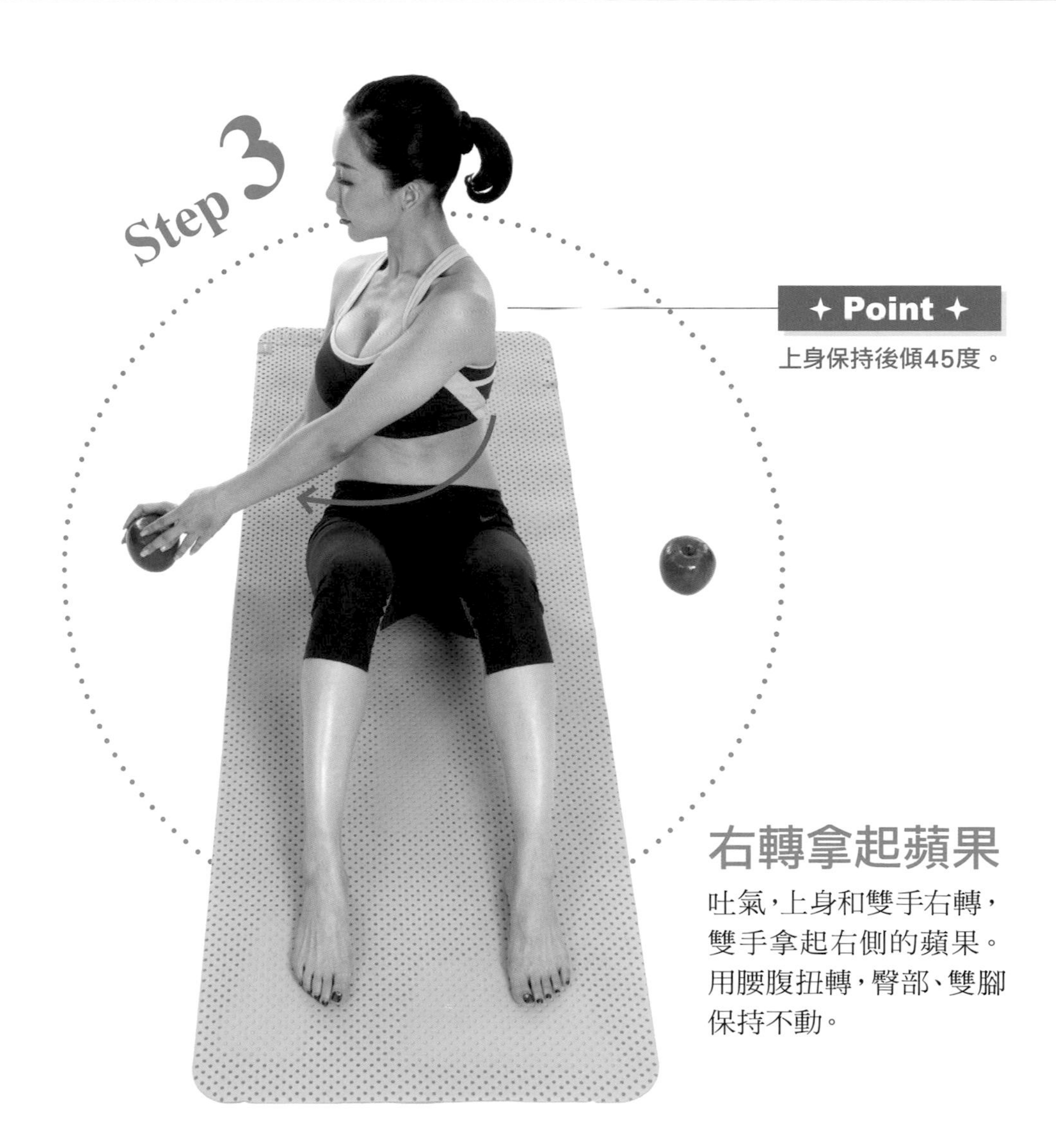

✦ Point ✦

上身保持後傾45度。

右轉拿起蘋果

吐氣，上身和雙手右轉，雙手拿起右側的蘋果。用腰腹扭轉，臀部、雙腳保持不動。

初級
中級
高級

Step 4

拿蘋果轉回正面

吸氣，雙手拿蘋果和上身轉回正面，雙手在胸前伸直稍停。

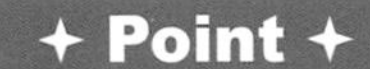

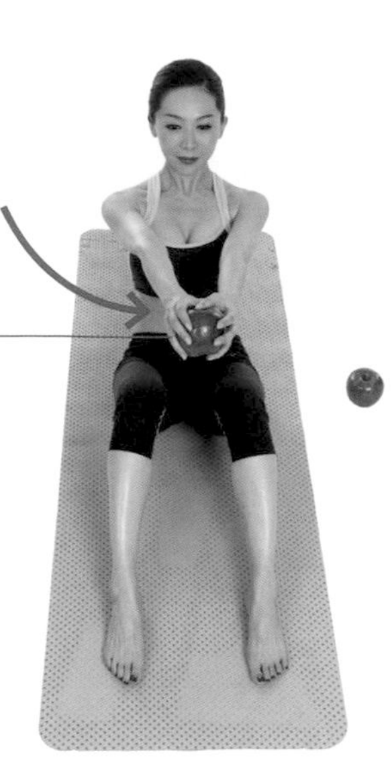

✦ Point ✦

雙手轉動保持伸直，不必特意抬高，舉於胸前即可。

Step 5

✦ Point ✦

上身保持後傾45度。

✦ Point ✦

若只用一個蘋果，也要確實放下、再拿起來，不要偷懶喔！

左轉交換蘋果，或放下

吐氣，上身和拿蘋果的雙手左轉，放下手中的蘋果，拿起另一顆蘋果。一樣是用腰腹扭轉，臀部、雙腳保持不動。

Step 6 拿蘋果轉回正面

吸氣，雙手拿蘋果和上身轉回正面，雙手在胸前伸直稍停。

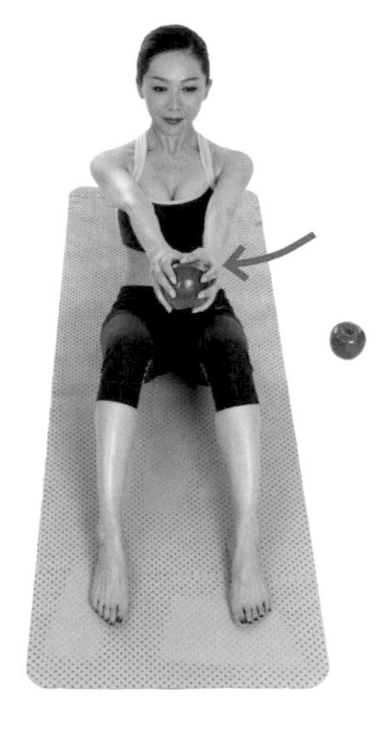

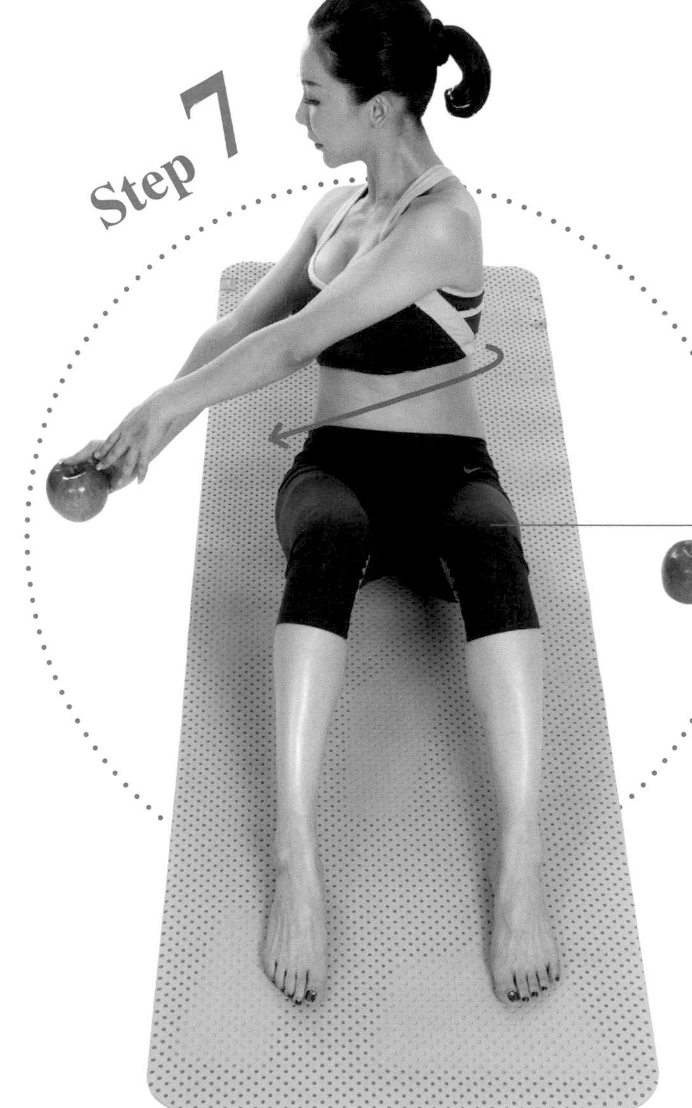

Step 7 右轉放下蘋果

✦ Point ✦

動作中，雙腿維持打開的寬度，若擔心忘記，可在腿間再放一個蘋果。

吐氣，上身和雙手右轉，放下手上的蘋果。一樣是用腰腹扭轉，臀部、雙腳保持不動。再吸氣，換邊重覆轉身。

初級
中級
高級

15 …腰腹蘋果操…

緊實腹肌消肚肉・修長馬鞍和雙腿

雙腿定格上舉

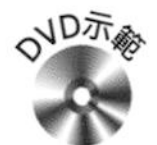

中型1顆

10次×5回，每回中間休息15秒

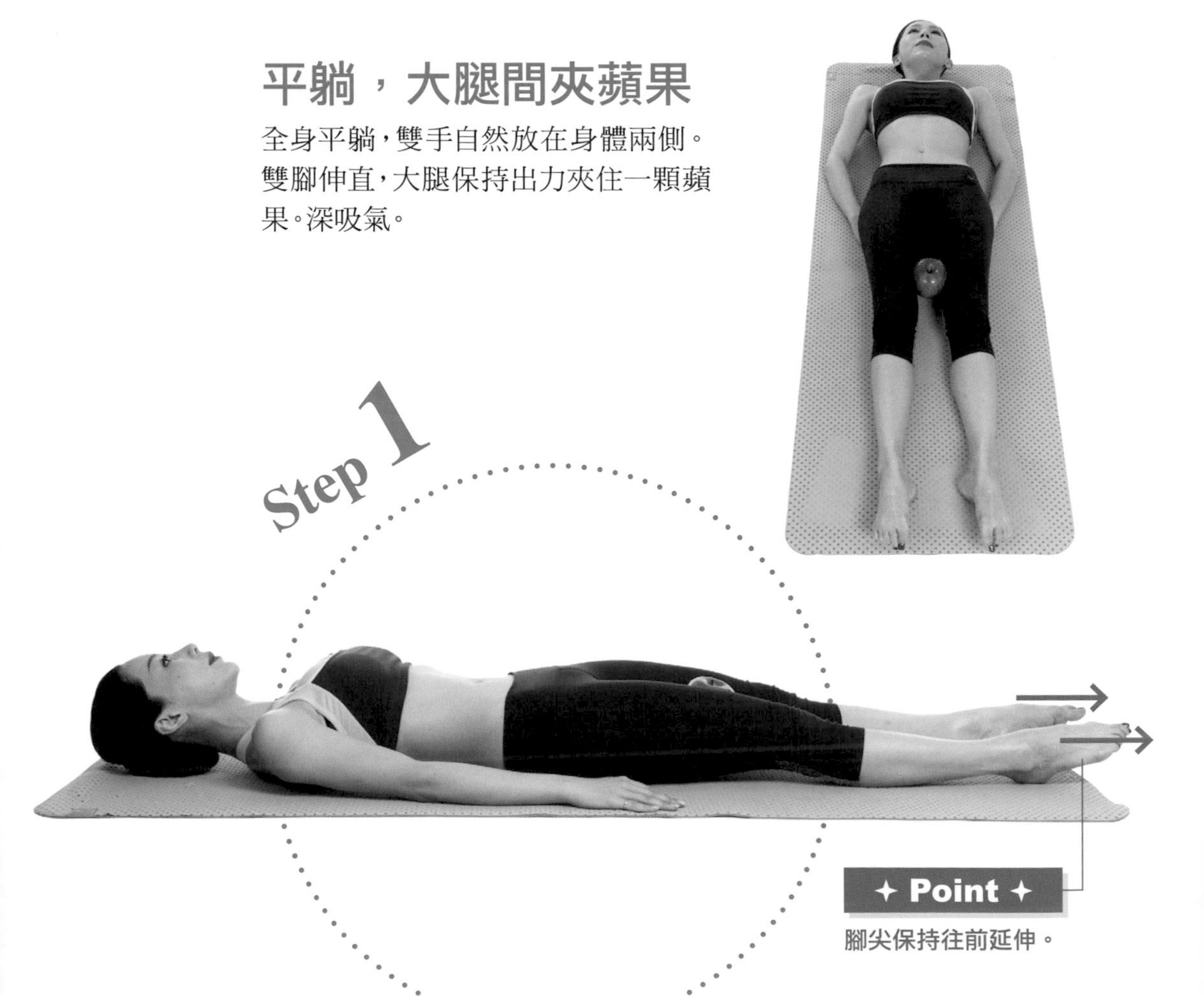

平躺，大腿間夾蘋果

全身平躺，雙手自然放在身體兩側。雙腳伸直，大腿保持出力夾住一顆蘋果。深吸氣。

✦ Point ✦

腳尖保持往前延伸。

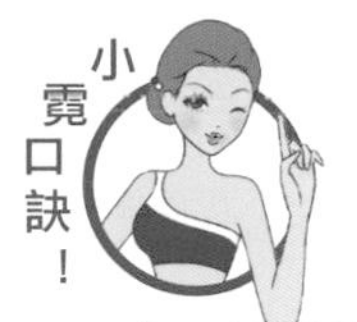

讓雙腿坐電梯吧～

為了讓雙腿夾住蘋果抬降持久，所以配合呼吸練到腹肌，
注意抬降腿要一階、一階的做到位，不可以偷懶！
吸氣時抬腿到位，吐氣用收腹力氣維持雙腿高度，
配合腳尖往前伸直，還能讓雙腿線條更修長！

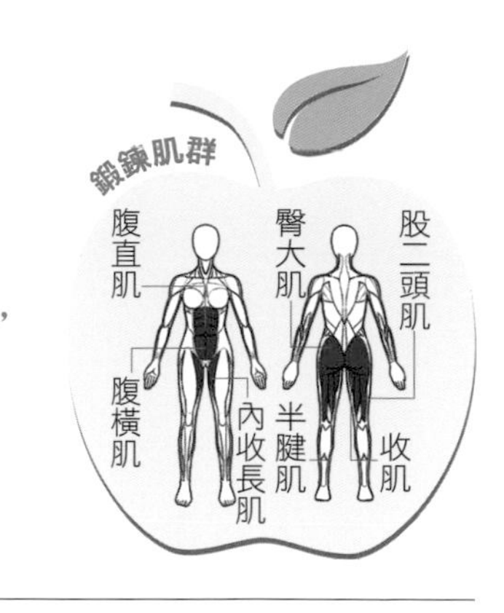

雙腿抬高30度

吐氣時，順勢雙腿夾蘋果抬高30度。吐氣收腹，腹肌出力幫助雙腿在空中維持3秒鐘。再深吸氣。

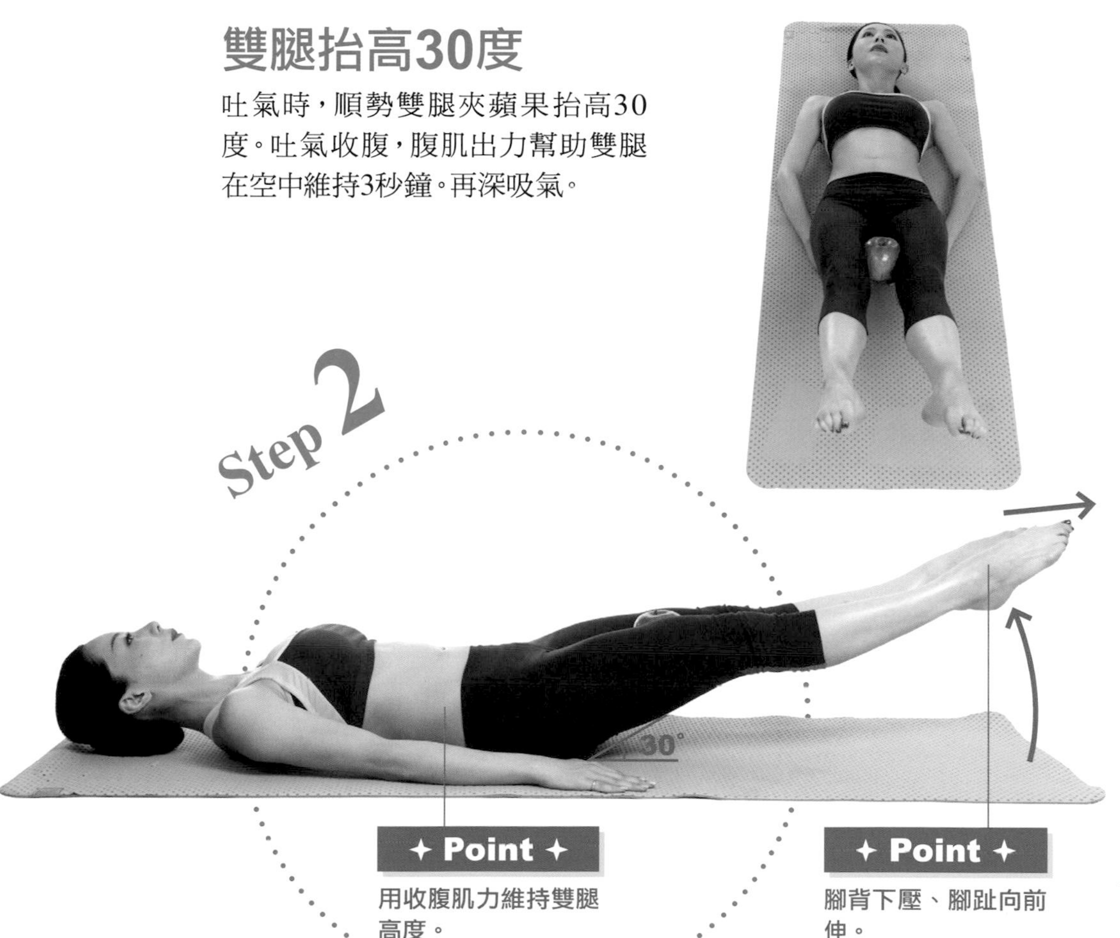

✦ Point ✦

用收腹肌力維持雙腿高度。

✦ Point ✦

腳背下壓、腳趾向前伸。

Step 3

雙腿抬高60度

吐氣，雙腿繼續抬高到60度。
吐氣收腹，腹肌出力幫助雙腿
在空中維持3秒鐘。再深吸氣。

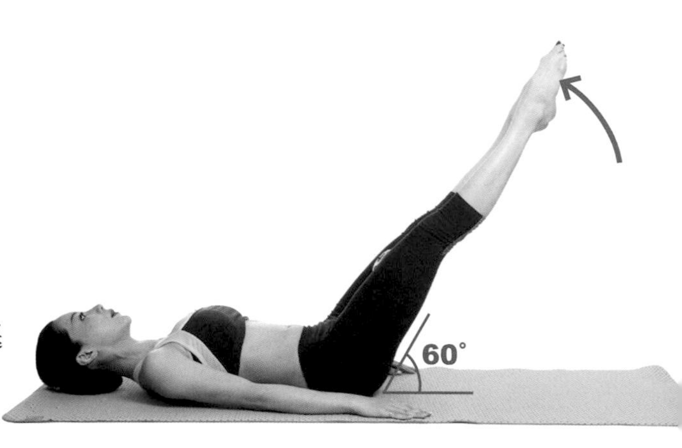

Step 4

雙腿抬高90度

吐氣，雙腿繼續抬高到90度。
吐氣收腹，腹肌出力幫助雙腿
在空中維持3秒鐘。

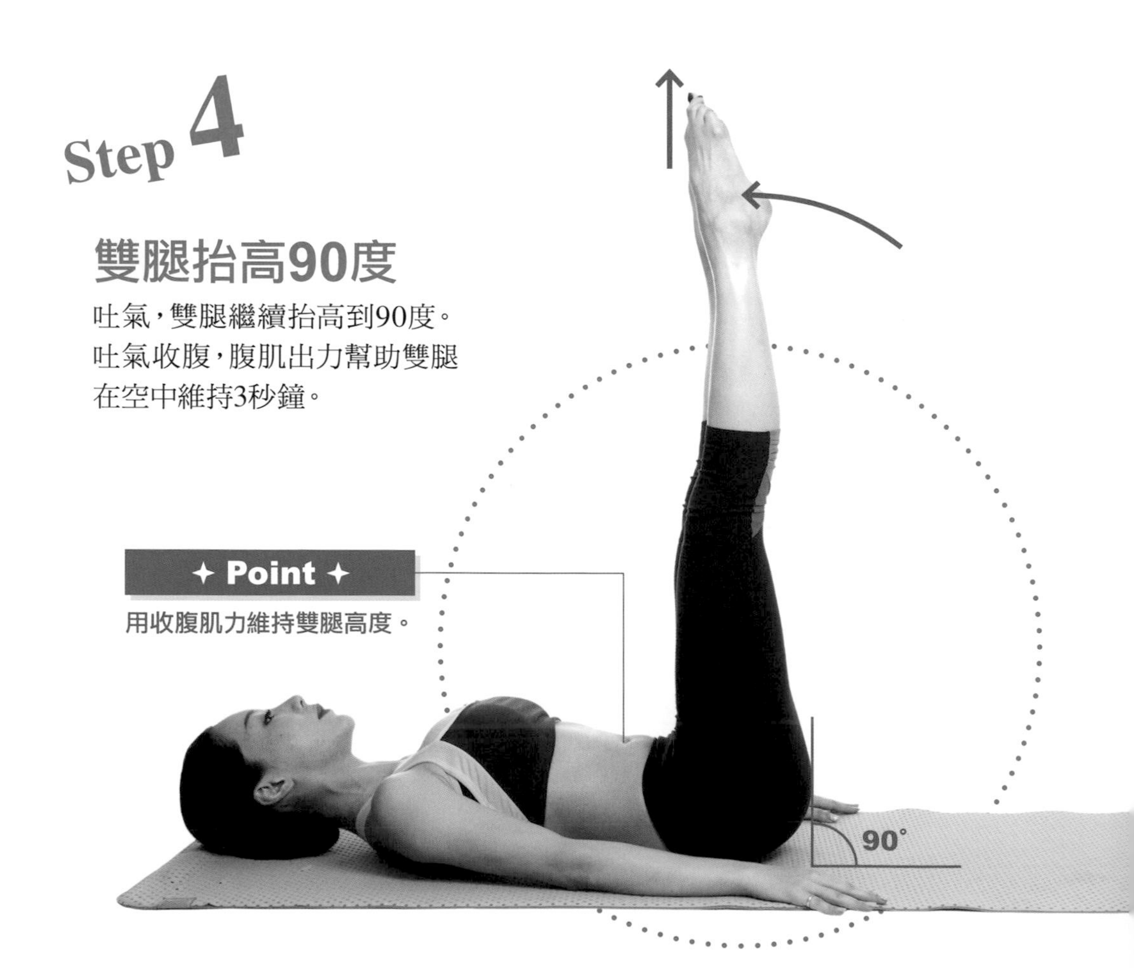

✦ Point ✦

用收腹肌力維持雙腿高度。

Step 5

雙腿下降回60度

先深吸氣，慢慢吐氣，雙腿慢慢下降回到60度，維持3秒鐘。

✦ Point ✦

用腹肌力量控制雙腿慢慢降到定位。

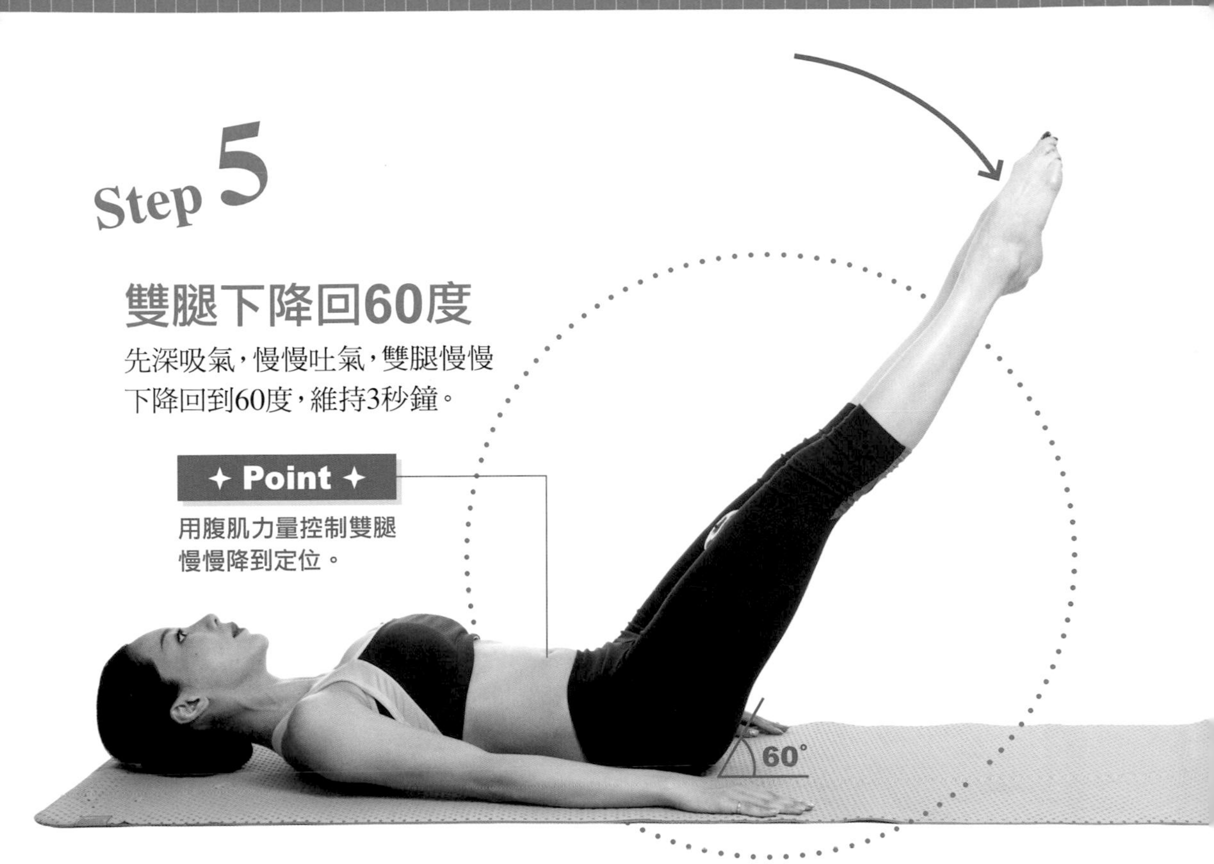

Step 6

雙腿下降回30度

再深吸氣，吐氣，雙腿繼續下降到30度，維持3秒鐘。

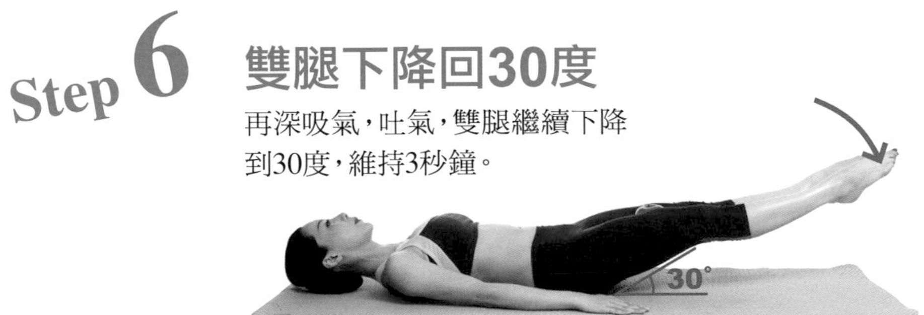

Step 7

雙腿降回平躺

再吸氣，吐氣，雙腳降回地面。調整呼吸，再重覆動作。

✦ Point ✦

蘋果保持在原位。

15 腰腹蘋果操

初級
中級
高級

16 …臀部蘋果操…

拉翹臀肌又小臀・纖瘦迷人水蛇腰

舉手側抬對腳

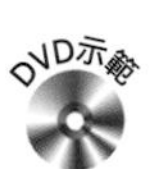

中型1顆

左右交替20次×5回，每回中間休息15秒

Step 1

站立，右手拿蘋果

雙腳併攏站立，右手拿一顆蘋果，自然擺放在大腿旁。深吸氣。

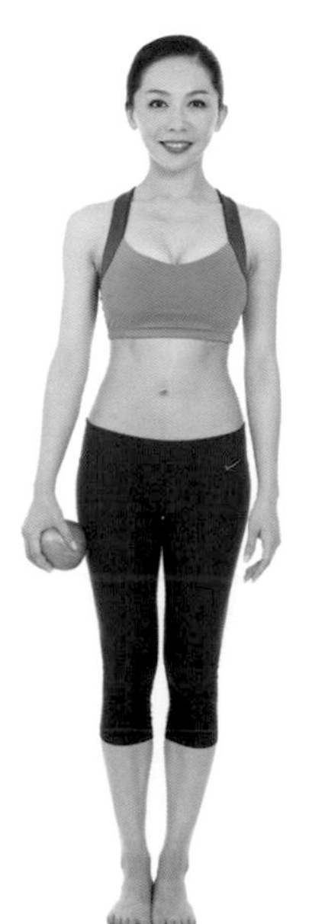

Step 2

右手高舉蘋果，左腿向左側抬

吐氣收腹，右手拿蘋果高舉伸直，同時左腿向左側抬高。斟酌兩個力道讓身體重心保持在核心直線，又能延伸最長。

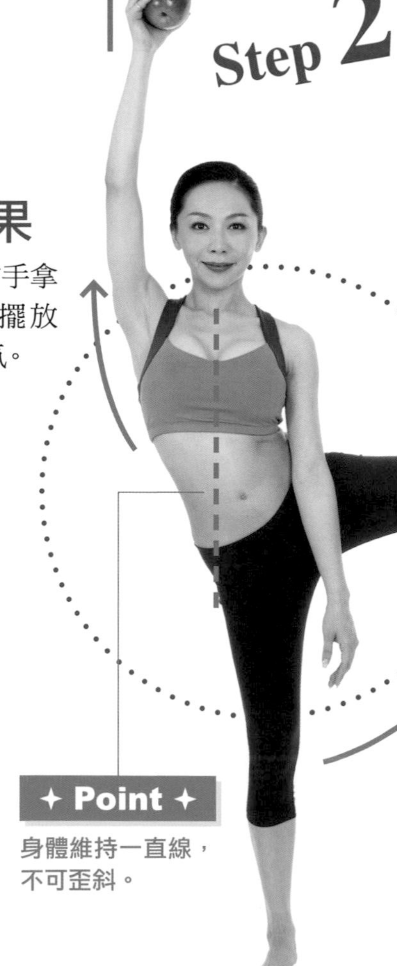

✦ Point ✦

身體維持一直線，不可歪斜。

✦ Point ✦

抬腿高度以可做到範圍即可，重要的是維持住平衡。側抬高大腿，而不是扭腰。

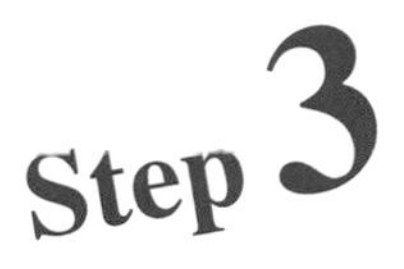

左右擺快樂瘦！

臀部是全身最大脂肪庫，要如何對抗地心引力和左右走山呢？同時垂直舉手、水平伸腿，配合呼吸，吸氣站挺、吐氣伸展，就能幫妳提臀、消掉腰下骨盆左右的贅肉。動作不要太快但也不要停頓，而手拿蘋果增加手向上延伸的力道，加強肌群垂直提拉效果。

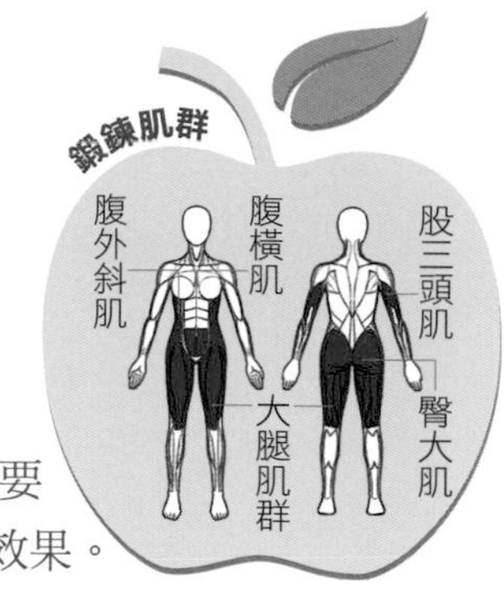

Step 3

手腳放下，換左手拿蘋果

深吸氣，手腳放下。換左手拿蘋果，換邊做。

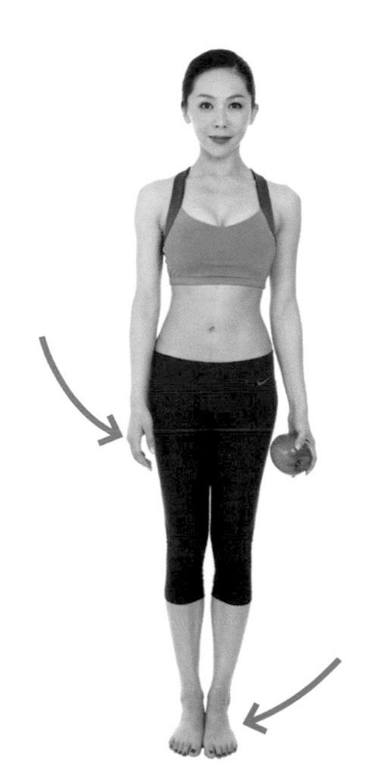

Step 4

左手高舉蘋果，右腿向右側抬

吐氣收腹，左手拿蘋果高舉伸直，同時右腿向右側抬高平衡。吸氣回位，再左右交替動作。

✦ Point ✦

舉蘋果的手、抬起的腳，不斷地延伸。

✦ Point ✦

雙腳膝蓋都要朝前。

16 臀部蘋果操

17 …臀部蘋果操…

雕塑圓翹蜜桃臀・消除腿後肌群脂肪

膝後夾蘋果上抬

小型1顆

左右各20下×4回，每回中間休息15秒

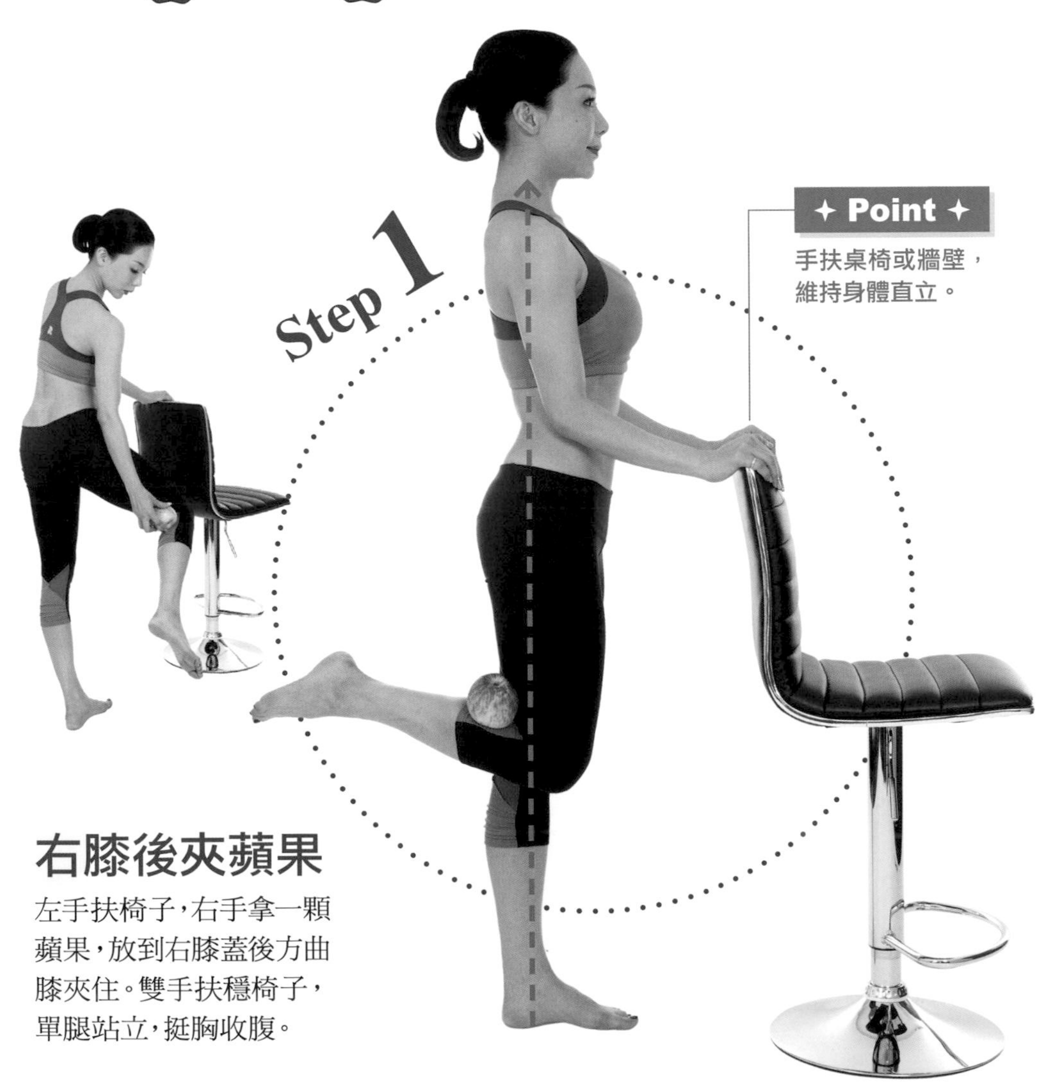

Point

手扶桌椅或牆壁，維持身體直立。

右膝後夾蘋果

左手扶椅子，右手拿一顆蘋果，放到右膝蓋後方曲膝夾住。雙手扶穩椅子，單腿站立，挺胸收腹。

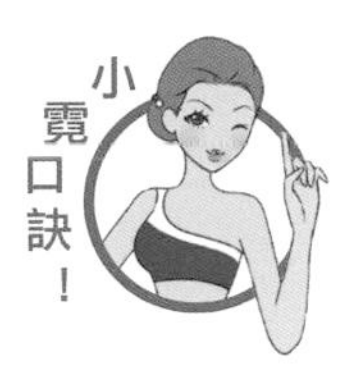

站姿瘦臀部！

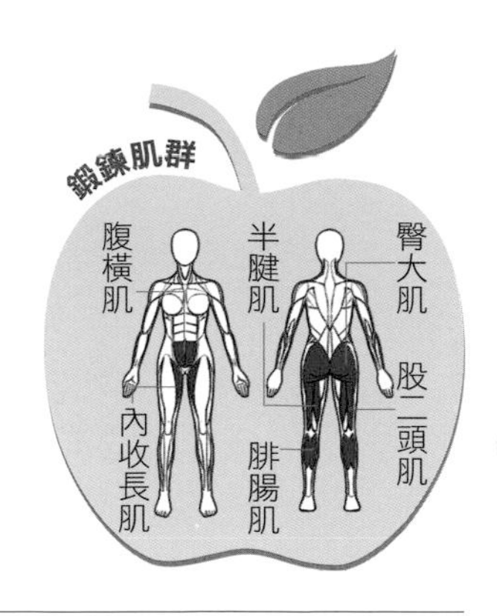

妳照鏡子習慣看背影嗎？還是褲子穿不下時才發覺屁屁變大？
這是一個能夠快速幫我們拉提緊實臀部的動作，
大腿往後抬時，身體重心和抬起的腿都請盡量向上抬伸，
膝後夾住蘋果讓施力更能集中在臀腿，讓屁屁變小又變翹！

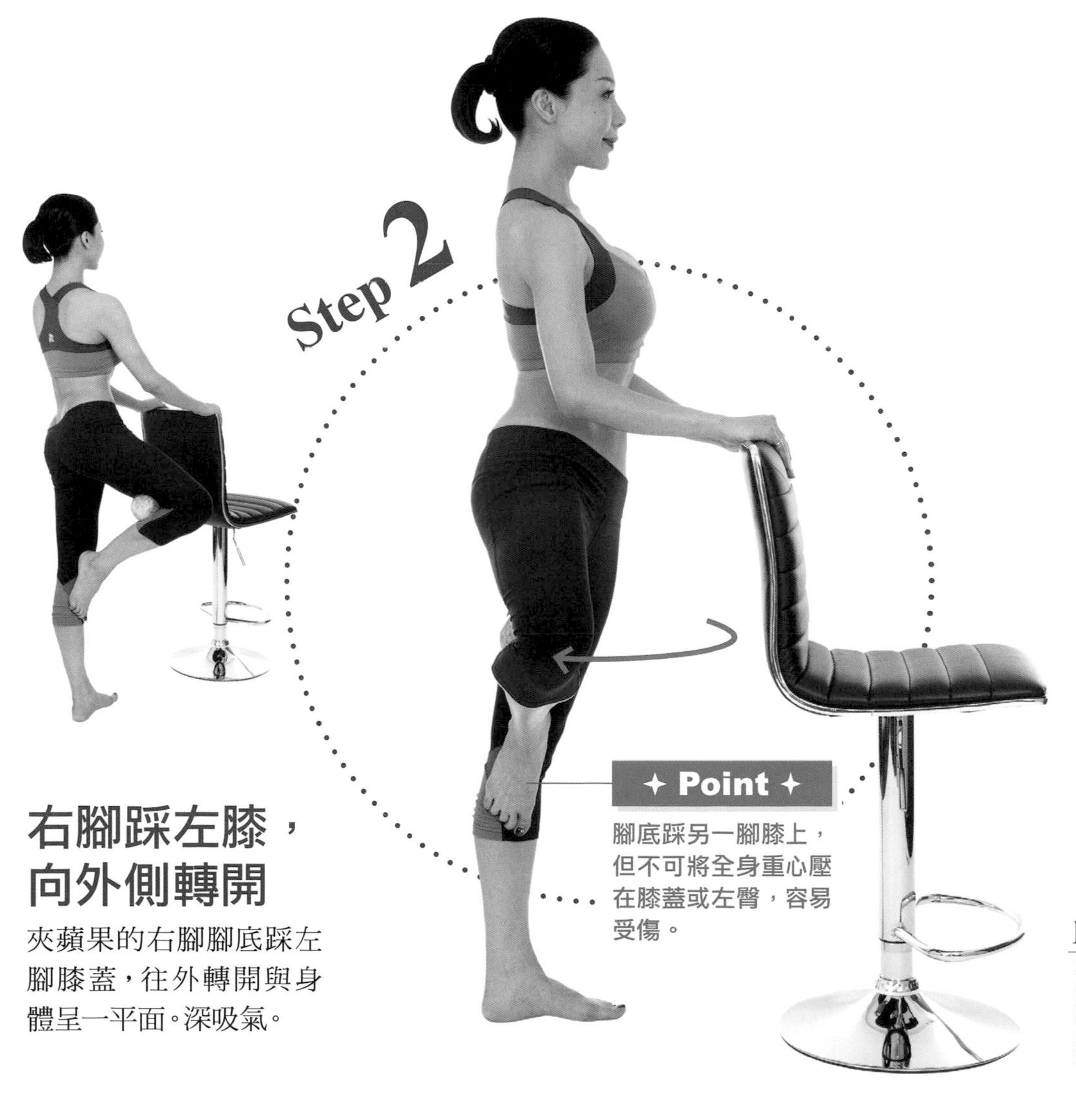

右腳踩左膝，向外側轉開

夾蘋果的右腳腳底踩左腳膝蓋，往外轉開與身體呈一平面。深吸氣。

✦ Point ✦

腳底踩另一腳膝上，但不可將全身重心壓在膝蓋或左臀，容易受傷。

初級
中級
高級

Step 3

右臀腿
水平後抬20下

慢慢吐氣，右臀腿向後水平抬高，向上彈抬20下，蘋果勿掉落，中間太累可休息數秒再繼續。

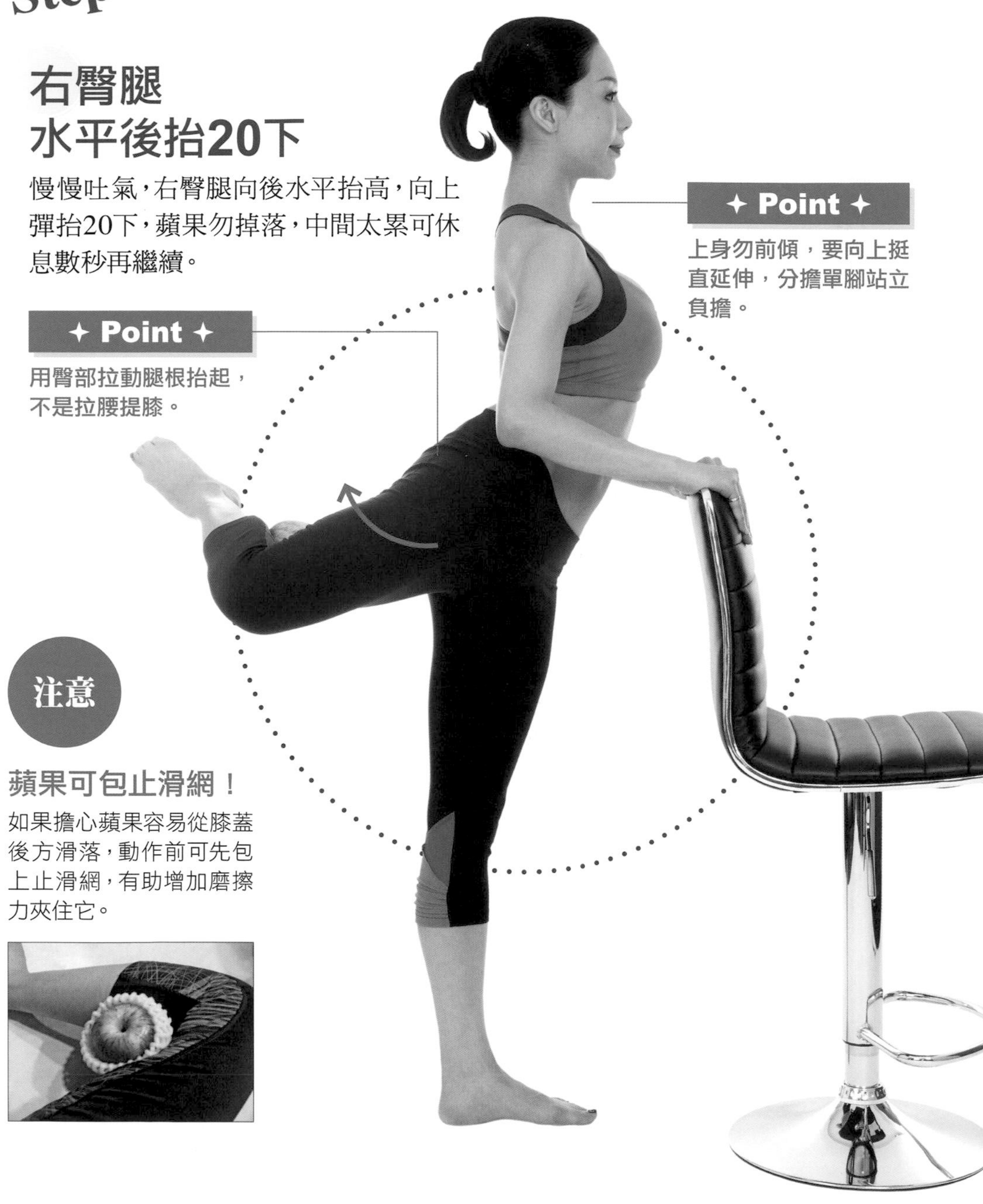

✦ Point ✦

上身勿前傾，要向上挺直延伸，分擔單腳站立負擔。

✦ Point ✦

用臀部拉動腿根抬起，不是拉腰提膝。

注意

蘋果可包止滑網！

如果擔心蘋果容易從膝蓋後方滑落，動作前可先包上止滑網，有助增加磨擦力夾住它。

Step 4

換腳踩膝轉開，水平後抬20下

換腳夾蘋果，腳底踩另一腳膝蓋，往外轉開，深吸氣。慢慢吐氣，臀腿向後水平抬高，向上彈抬20下。

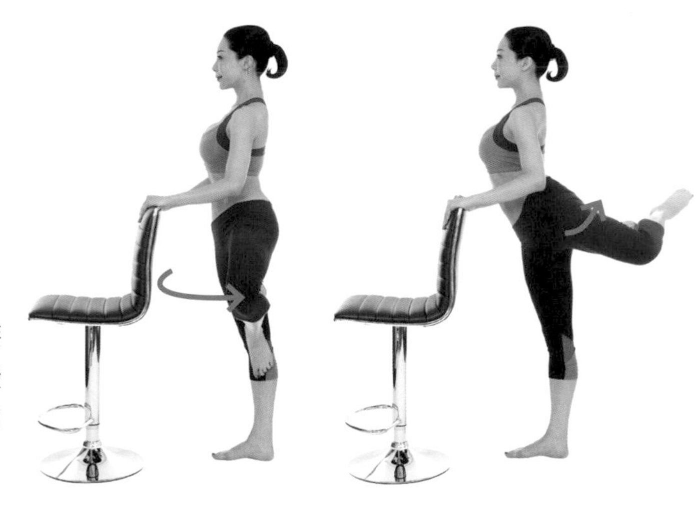

Step 5

蹲下休息

左右腿各抬完20下，蹲下小休息，雙手和蘋果放地上，上身略彎，輕抱雙腳，休息15秒，調整呼吸平順，回到Step1重覆練習。

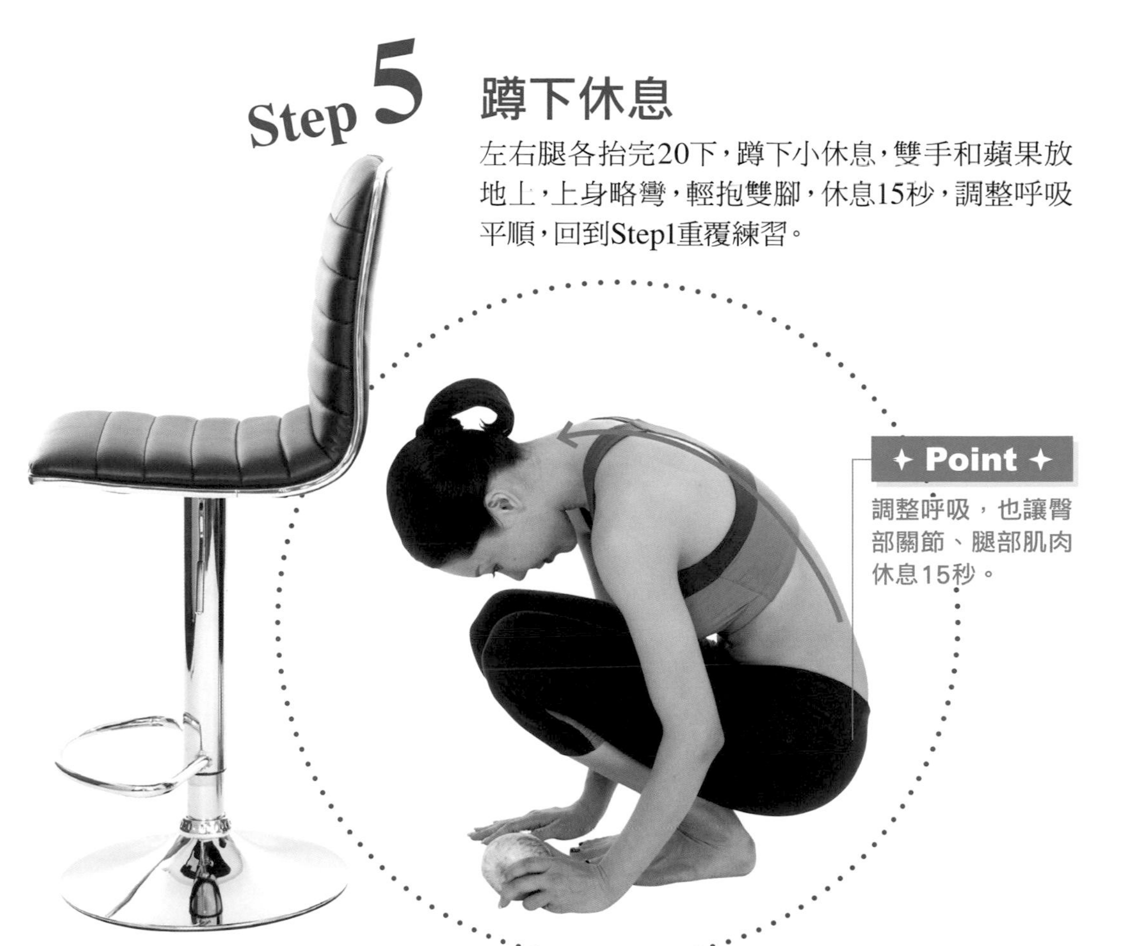

✦ Point ✦

調整呼吸，也讓臀部關節、腿部肌肉休息15秒。

18 …臀部蘋果操…

防止屁屁外擴・緊實側身線條

臥佛側躺抬臀

中型1顆

左右各20次×5回，每回中間休息15秒

Step 1 側躺，大腿間夾蘋果

全身側躺，貼地的手撐住頭部，另一手不出力置放於胸前；大腿間夾一顆蘋果。深吸氣。

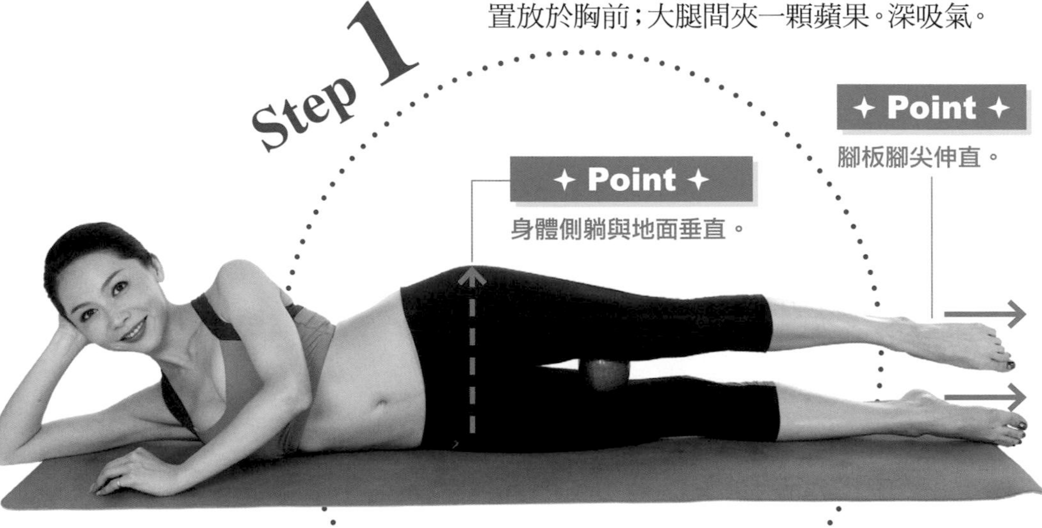

✦ Point ✦
腳板腳尖伸直。

✦ Point ✦
身體側躺與地面垂直。

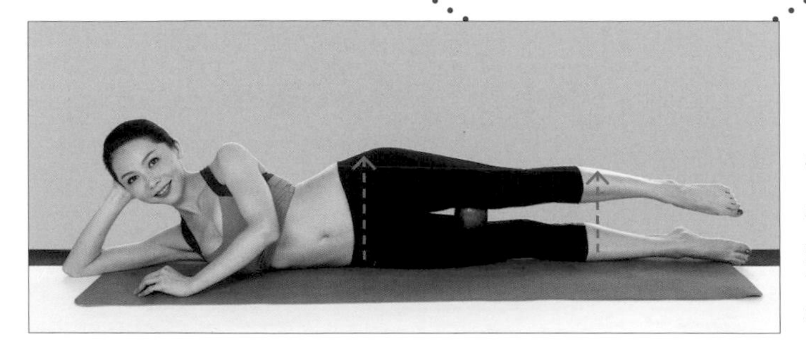

簡易

背貼牆壁練習！

臀腰肌力不足，或無法確定抬腿時脊椎是否呈一直線，可貼著牆壁練習，確認背、臀、腿、腳都靠著牆面。

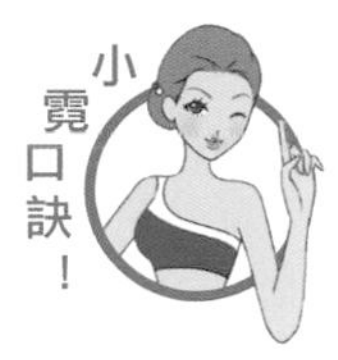

臥佛式瘦身法！

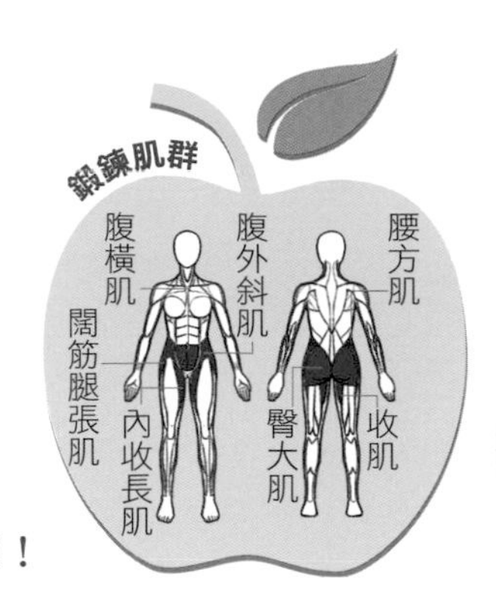

完美的臀部除了要圓翹、緊實，臀型更要小巧！
這個動作側躺上下抬高雙腿，擺動鍛鍊臀肌和大腿側邊，
能一次把歪斜的骨盆、外擴的屁屁肉，通通矯正回來！
如果白天上班坐著不方便做操，那麼可以起床時在床上練習喔！

雙腿側抬20次，換邊練習

慢慢吐氣，雙腿夾緊蘋果平行向上抬起。吸氣，雙腿放下，重覆20次，換邊練習。

Step 2

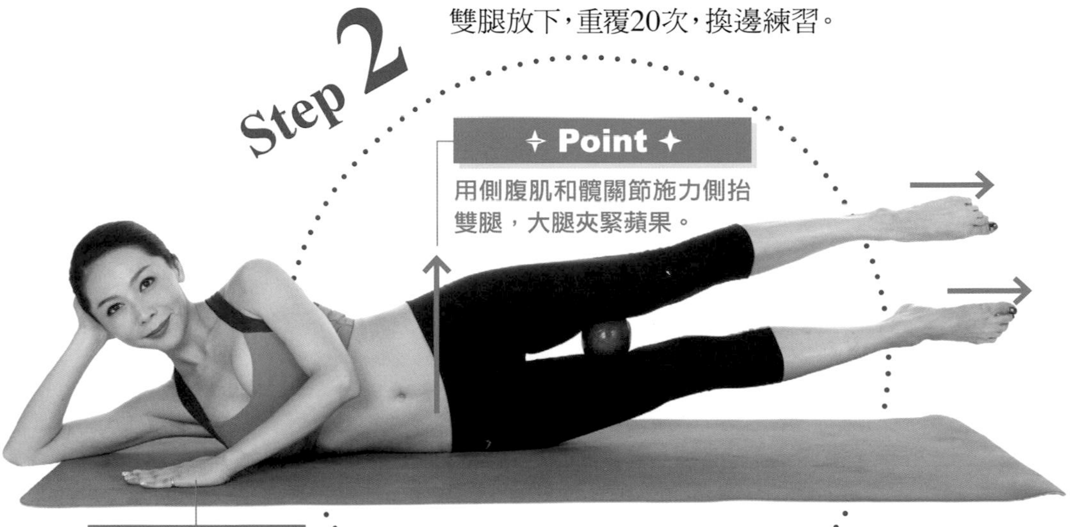

✦ Point ✦

用側腹肌和髖關節施力側抬雙腿，大腿夾緊蘋果。

✦ Point ✦

摸地的手不要出力。

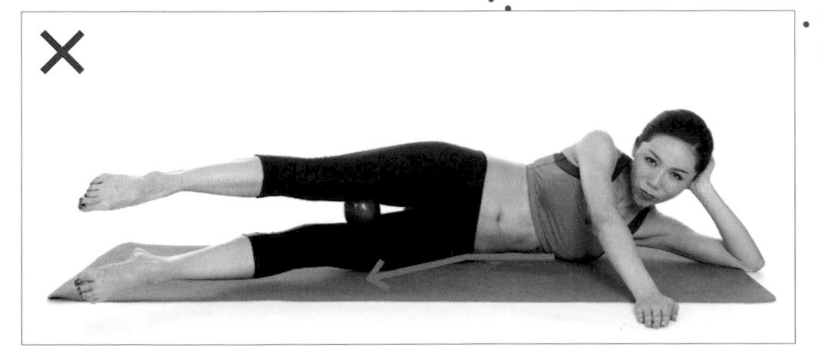

NG

抬腿勿往前或往後！

抬腿時，脊椎要呈一直線，雙腿勿往前或往後，上身也不可前傾，臀部不能後翹，都會達不到鍛鍊臀肌的效果。

19 …臀部蘋果操…

打造臀部微笑線・消掉難除背腰肉

趴躺向上彈

DVD示範

小型1顆

20次×5回，每回中間休息15秒

Step 1 趴躺腿手伸直，拿蘋果於頭上

趴躺，臉朝下但不貼地；雙手合拿一顆蘋果伸直於頭上；雙腳打開與肩同寬、向後伸直，腳背貼地。深吸氣。

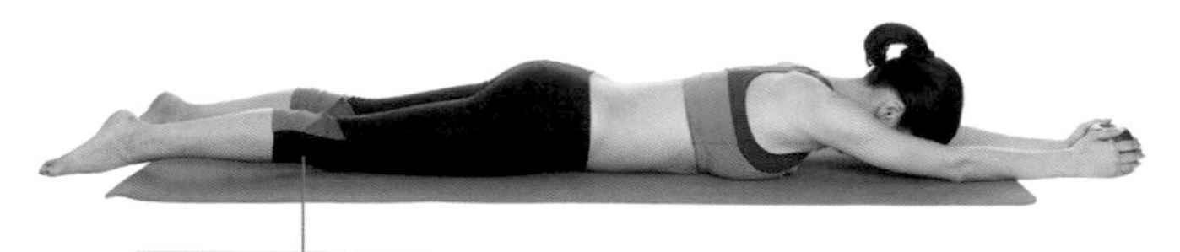

✦ Point ✦

雙腳打開與肩同寬
伸直，腳背貼地。

Step 2

手和大腿微抬

吐氣，手臂和臀腿出力稍微抬離地面，再吸氣。

✦ Point ✦

眼睛都直視蘋果，
避免頭低下來。

伸腿彈彈樂！

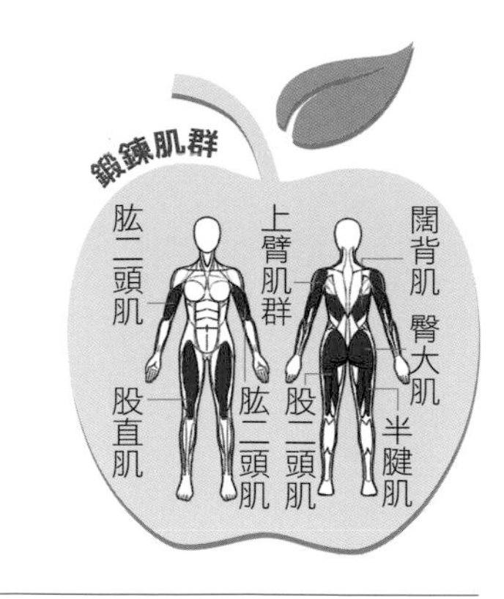

這個臀腿往後上下擺動的小幅度運動，可不只能雕塑臀型，還可消掉難除的背腰贅肉，以及修飾手臂、大腿線條。動作時記得用「短吸短吐」呼吸法，並且盡量伸長手腳。跟動作26鍛鍊腿肌的「趴躺勾腳彈」也可一起練習。

Step 3

手和大腿抬到最高

吐氣，運用背臀腿肌群後抬，將腿手抬到最高，盡量延伸，維持片刻。

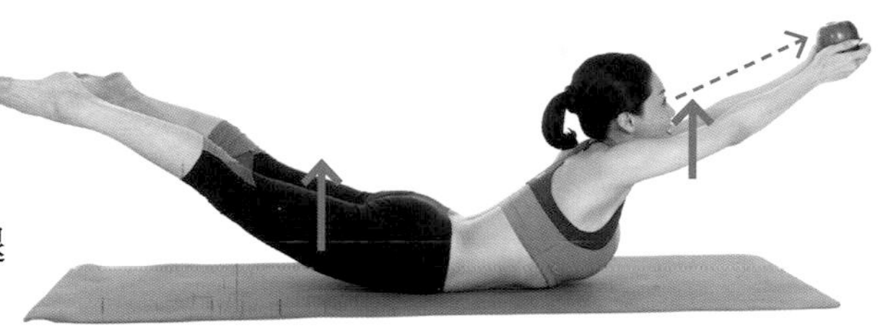

Step 4

手和大腿回平彈動

吸氣，手腳回到Step2平抬位置，配合「短吐短吸」呼吸（吐氣上彈，吸氣回降），手腳上下彈動20次。回到地面休息，再重覆動作。

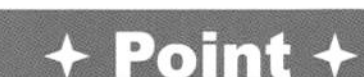

上下彈動時手腳保持懸空，不可碰地。

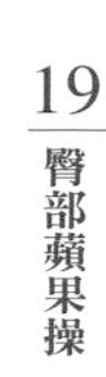

20 …臀部蘋果操…

雕塑後腰臀水蛇線・修長手腳線條

彎單膝抬手腳

 中型1顆  左右各20次×5回，每回中間休息15秒

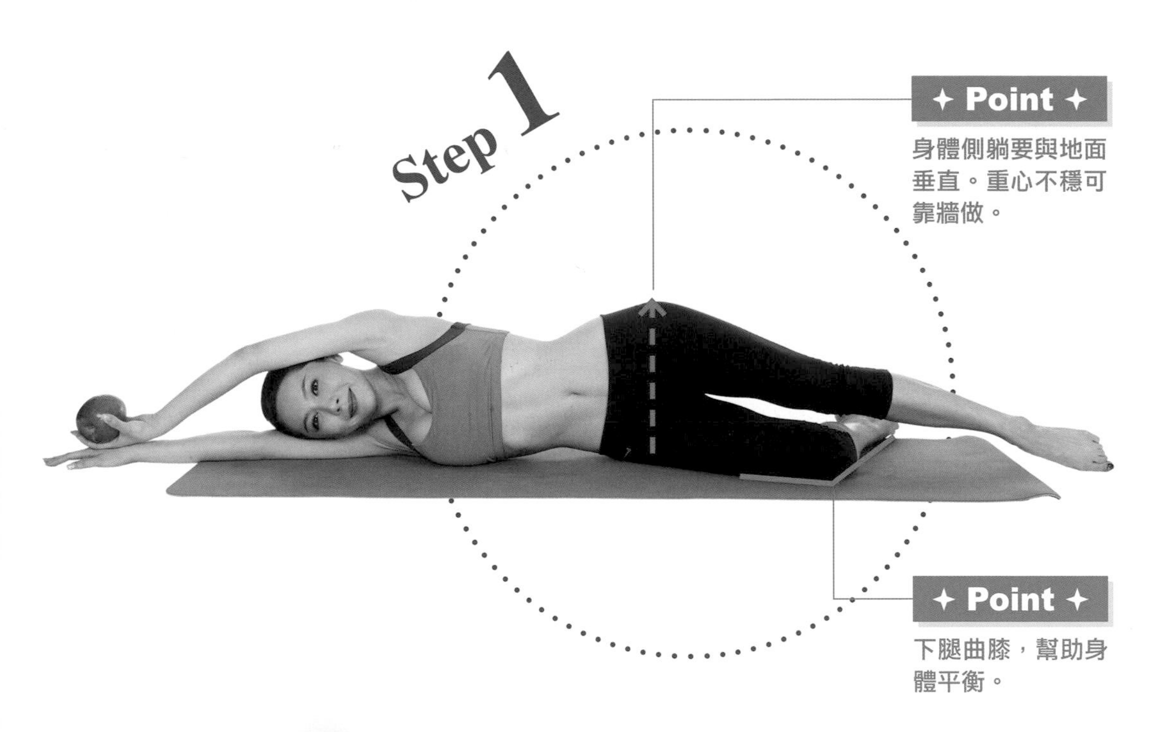

✦ Point ✦
身體側躺要與地面垂直。重心不穩可靠牆做。

✦ Point ✦
下腿曲膝，幫助身體平衡。

單腳曲膝側躺，單手拿蘋果貼耳朵

全身側躺，兩手伸直於頭上，貼緊耳朵，上手拿蘋果。上腿伸直，下腿曲膝。深吸氣。

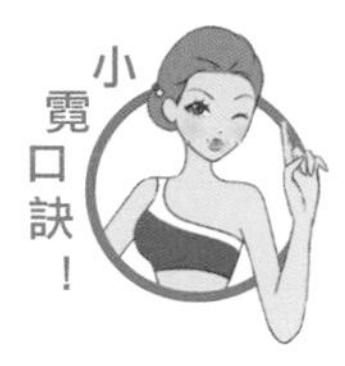

揮揮手、抬抬腳～

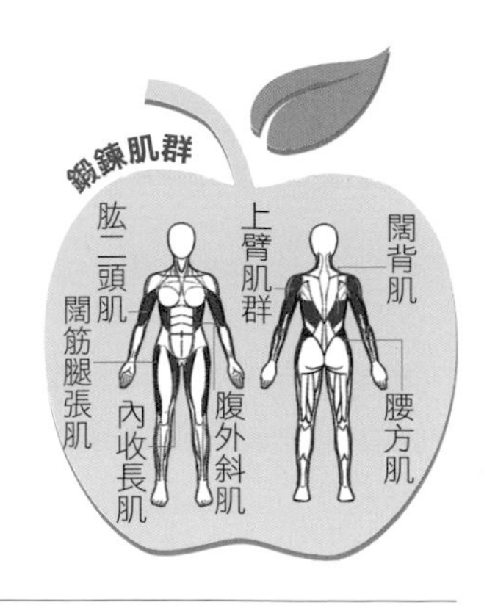

後腰和臀部之間的比例，就是S曲線「水蛇腰」的吸睛焦點！
但因為久坐習慣，學員們常跟我哭訴腰臀贅肉走山橫行！
所以我設計這個能同時鍛鍊腰、臀的動作，
加上手拿蘋果幫助擺手抬腳到定點，是不是多效又超方便呢！

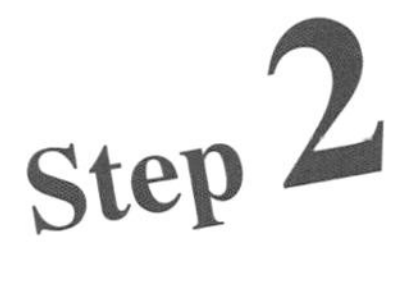

上腿抬擺伸直，上手蘋果擺動碰腿

吐氣，上身側起身，上手和上腳保持伸直，同時向中間擺90度，讓蘋果和小腿相碰。吸氣，手腳放下，重覆20次，換邊練習。

✦ Point ✦

上腿盡量抬直延伸，手也伸直。

✦ Point ✦

下腿保持曲膝幫助身體平衡。

NG

抬腿的膝蓋不可彎曲！

抬腿擺手時，手腳都要伸直。上腿膝蓋彎曲會影響上身起身的位置，動作就不到位。筋硬者伸直到可做的範圍即可，不要為使蘋果和小腿互碰，反而彎曲膝蓋。

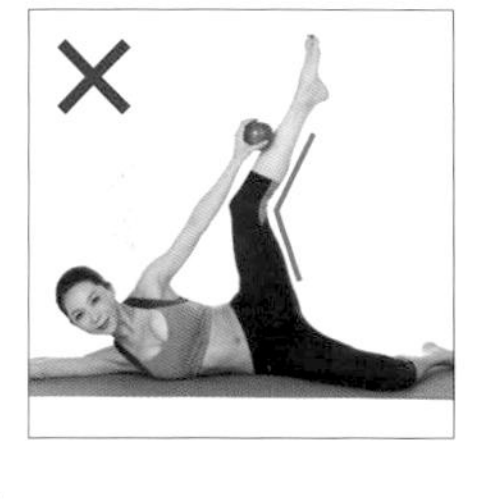

初級
中級
高級

21 …臀部蘋果操…

防治臀肉鬆垮擴張・修飾下盤側面線條

趴跪抬腿擺腿

中型或大型1顆

抬8下＋擺8下×左右交替4次×5回，每回中間休息20秒

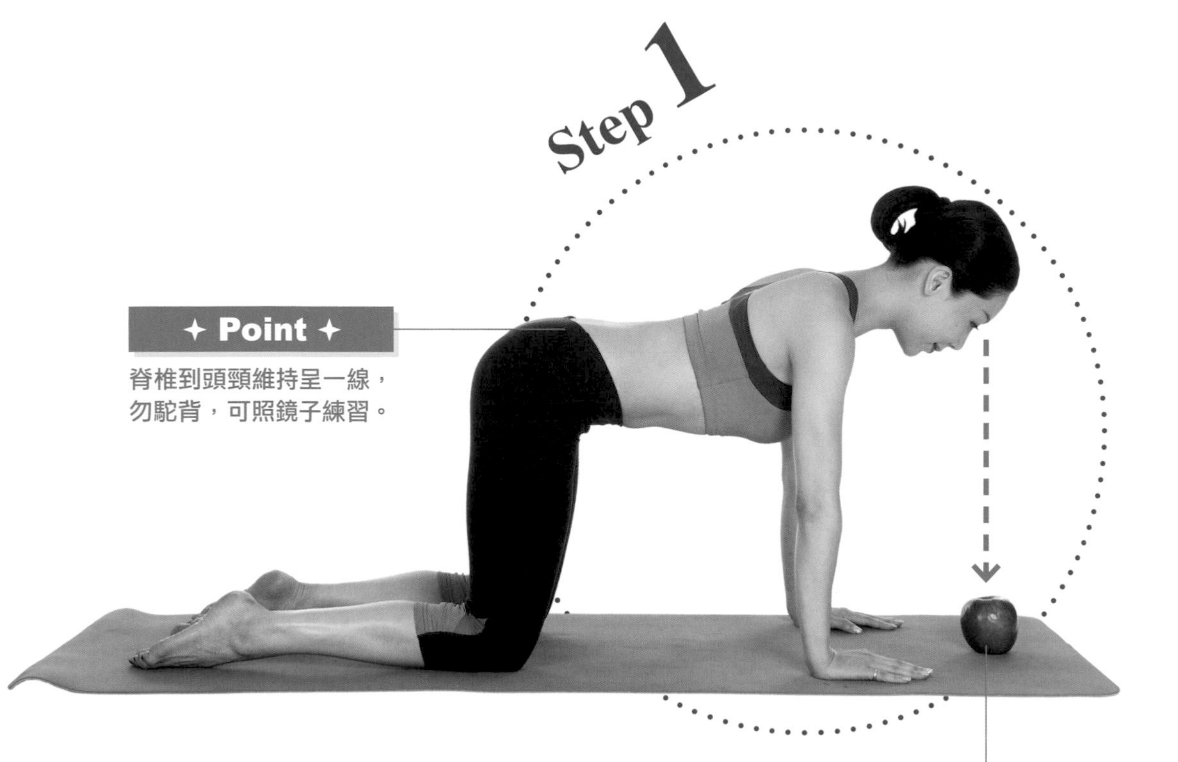

✦ Point ✦

脊椎到頭頸維持呈一線，勿駝背，可照鏡子練習。

✦ Point ✦

蘋果放在眼睛向下直視的地上，視線勿離開蘋果。

趴跪，蘋果擺地直視

像小狗趴跪姿，雙手打開與肩同寬，雙腳打開與臀同寬，臉面地但不低頭，蘋果放在眼睛向下直視的地上。深吸氣。

小霓口訣！

狗狗做運動～

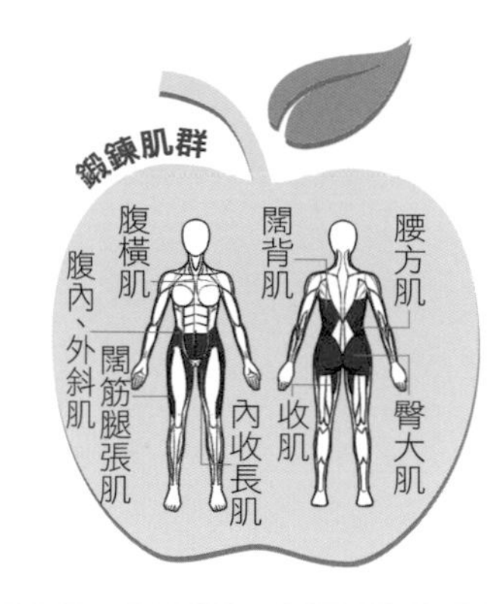

臀部的肉油多，這個動作是讓臀肌輪流受激烈、溫和的作用，在強弱交替作用中，刺激臀腿產生更強的燃脂力和彈性，注意是要抬動臀部和大腿，不是膝蓋。熟練後可伸直腿來做。而地上放置蘋果幫助固定視線，確保頭頸勿垂仰而不舒服。

Step 2 單腿側抬8下，停在最高點

吐氣，用臀部和腿根帶動單腿側抬最高，膝蓋維持彎曲。吸氣，腿放下。和緩抬放8下，最後停在最高點。

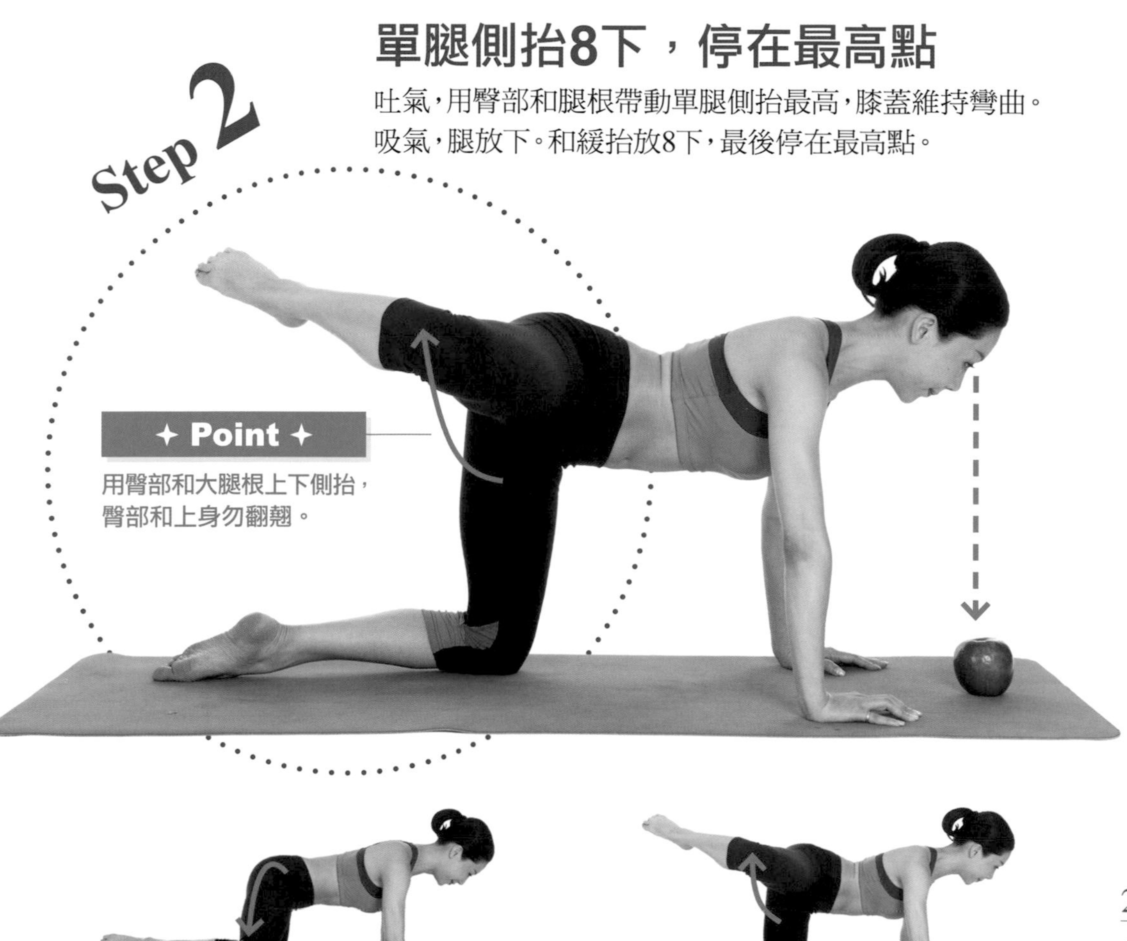

✦ Point ✦

用臀部和大腿根上下側抬，臀部和上身勿翻翹。

初級
中級
高級

Step 3 於最高點擺動8下

接著，在最高點做小幅度上下擺腿8下，配合「短吸短吐」，吐上吸下。

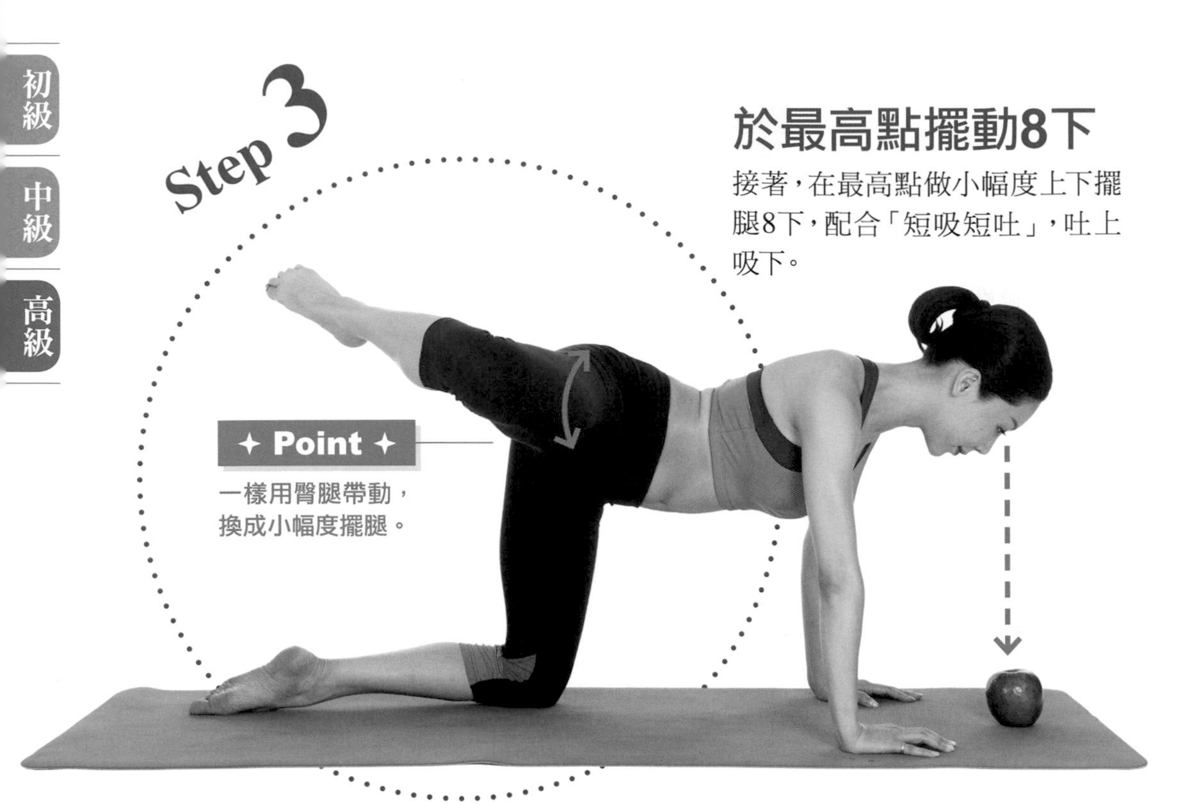

Step 4 換腿抬8下、擺8下，臀部坐向腳跟休息

換腿也做抬腿8下、擺動8下。接著腿放下，尾椎帶動身體慢慢向後坐，臀部坐到兩腳跟；雙手向前伸直，慢慢趴下舒展整個脊椎、髖關節。休息20秒鐘，調整呼吸平順，再重覆下一回。

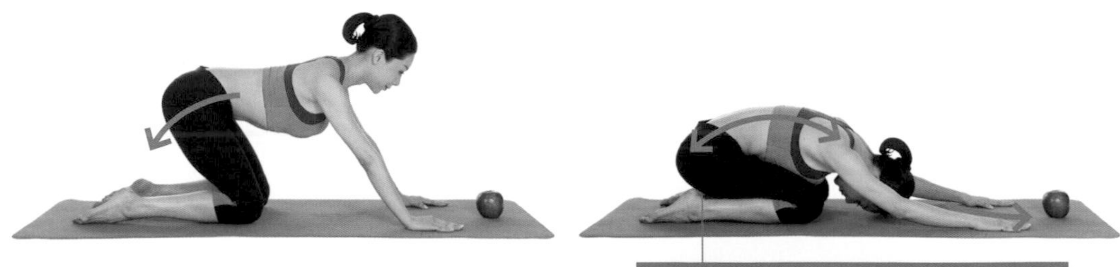

✦ Point ✦

臀部不會完全坐壓腳跟，重心擺在胸口與膝蓋，以舒緩整個脊椎為準。

NG

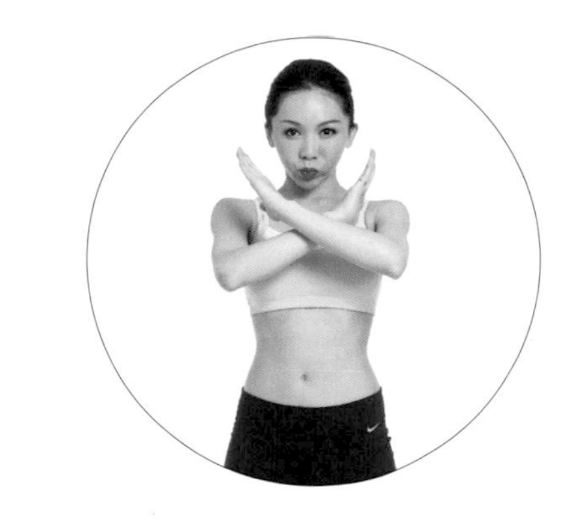

❶ 不可駝背、翹屁股！

抬腿時，頸椎、背脊到尾椎，應保持一直線，不可以駝背、仰頭、翹屁股。所以，我在眼前地上擺一顆蘋果幫助頭眼視線保持定點，是不是很聰明啊！

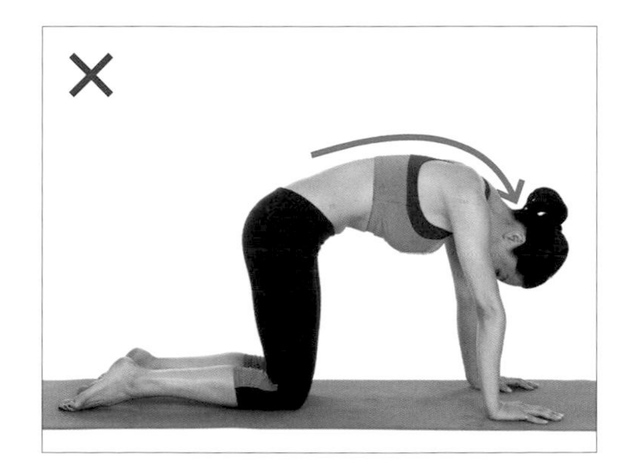

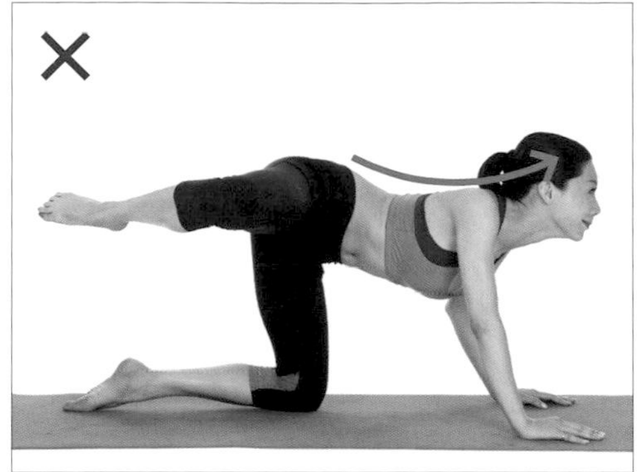

❷ 腰部、髖關節不可外翻

抬腿擺腿都要用臀部和腿根來帶動，身體不會傾斜，雙手也能維持伸直，腰臀都不該扭轉外翻。應該感覺腿可抬的高度有被限制的感覺，無法抬超過臀部高度。正確的姿勢運動後，只有臀部和腿部的肌肉會感到痠。如果中途感覺累，換邊前可先做Step4休息後再繼續。

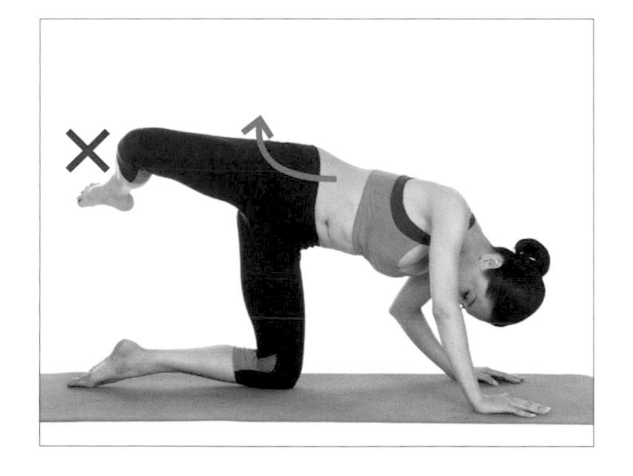

22 …臀部蘋果操…

提翹圓臀和微笑線・消臀肉又修長美腿

趴跪後提臀擺腿

中型或大型1顆

抬8下＋擺8下×左右交替4次×5回，每回中間休息20秒

Step 1 趴跪，蘋果擺地直視

像小狗趴跪姿，雙手打開與肩同寬，雙腳併攏，臉面向地板但不低頭，蘋果放在眼睛向下直視的地上。

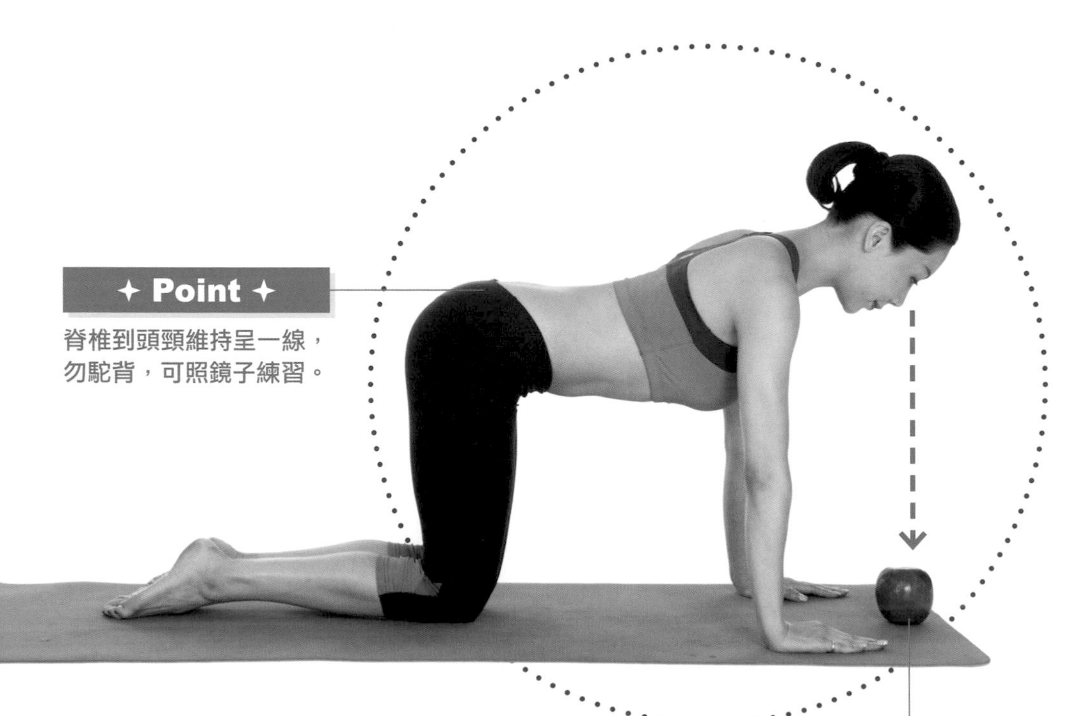

✦ Point ✦

脊椎到頭頸維持呈一線，勿駝背，可照鏡子練習。

✦ Point ✦

蘋果放在眼睛向下直視的地上，視線勿離開蘋果。

睡前瘦屁屁吧～

上個動作「跪趴抬腿擺腿」，是一腿曲膝在側邊上下抬擺；
這個動作則是一腿往後伸直，在身後上下提臀擺腿。
兩者都是先大幅度和緩的上下抬，再做小幅度較快擺動，
雙效鍛鍊臀腿肌肉。注意擺動時要調快呼吸，用「短吸短吐」運氣。

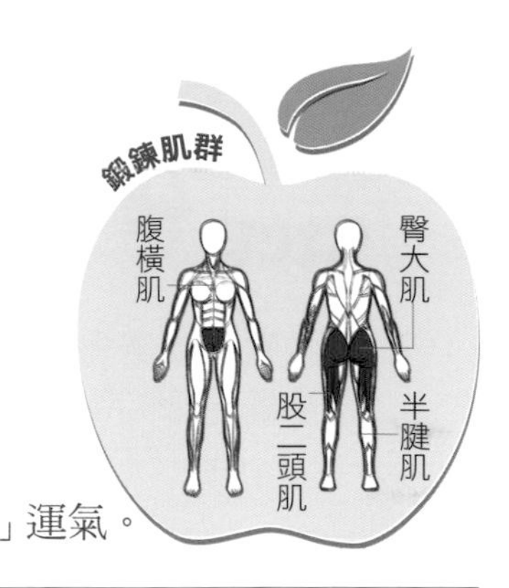

Step 2 單腿向後伸直

吸氣，一腳向後伸直放在地面，
上身與臀部維持不動。

Step 3 單腿後抬8下，停在與臀同高點

吐氣，用後臀和大腿帶動單腿後抬與臀同高。吸氣，腿放下到地面。和緩抬放8下，最後停在與臀同高點。

✦ Point ✦

用後臀和臀部上下抬，臀部和上身勿翻翹。兩腳尖都伸直。

✦ Point ✦

視線維持直視蘋果，頭頸勿低垂或上仰。

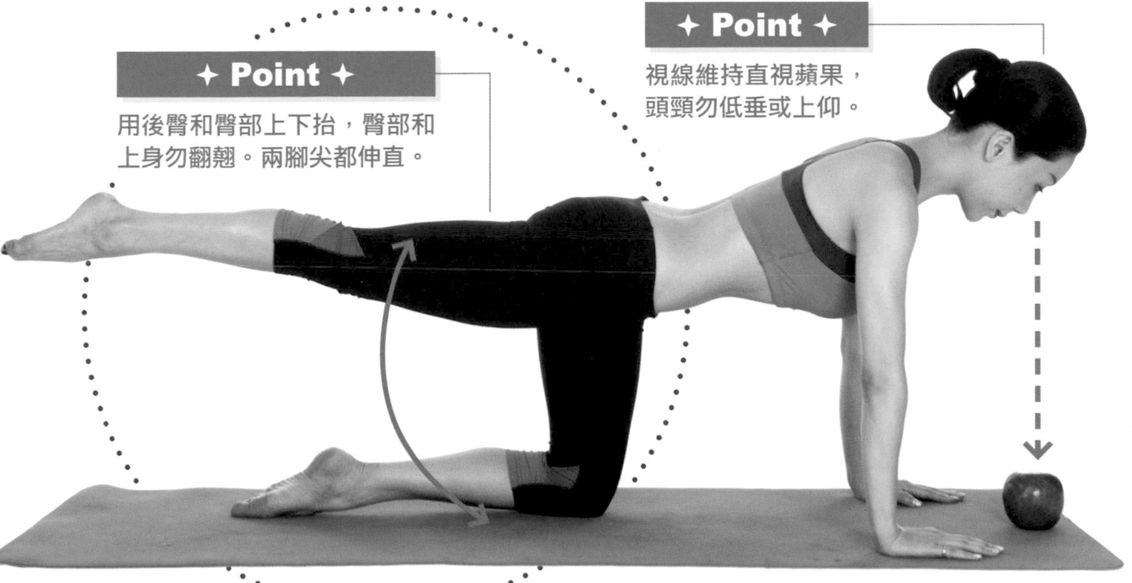

23 …臀部蘋果操…

緊實高翹臀大肌・搶救鬆弛榴槤腿

閃電型抬後腿

DVD示範

蘋果大小
小型1顆

練習次數
左右腿各20次×4回，每回中間休息15秒

Step 1
Point
重心偏向前側，前側臀腿貼地，後側臀部則無法完全坐地。
Point
後膝的位置在臀後，不可超前。

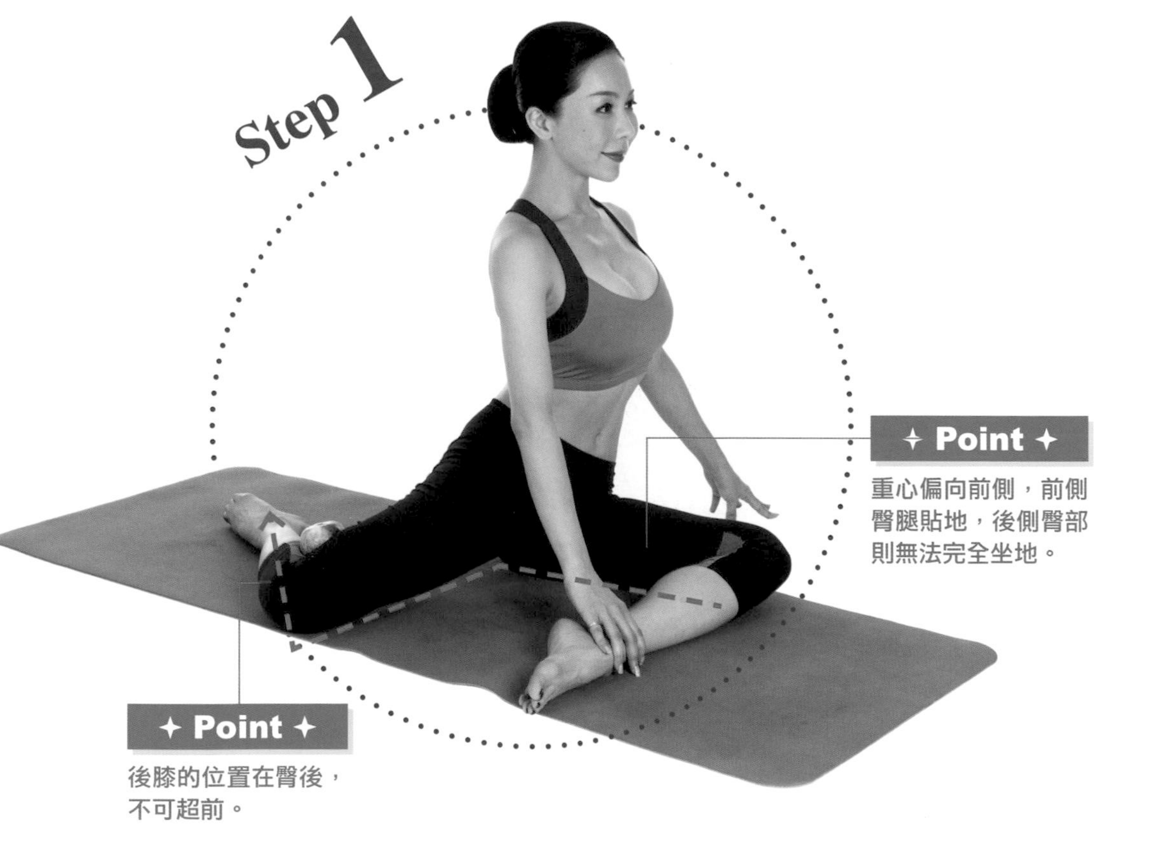

雙腿曲膝前後坐，後腿膝後夾蘋果

挺胸收腹坐地，兩腿一前一後曲膝90度貼地，後腿膝蓋後夾住一顆小蘋果。前腳同側的手輕放在腳踝上。深吸氣。

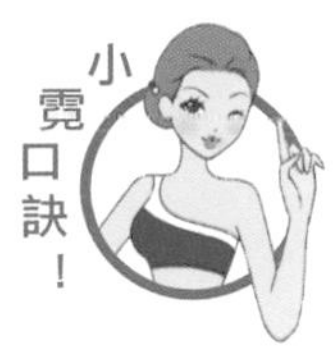

美臀閃電腿～

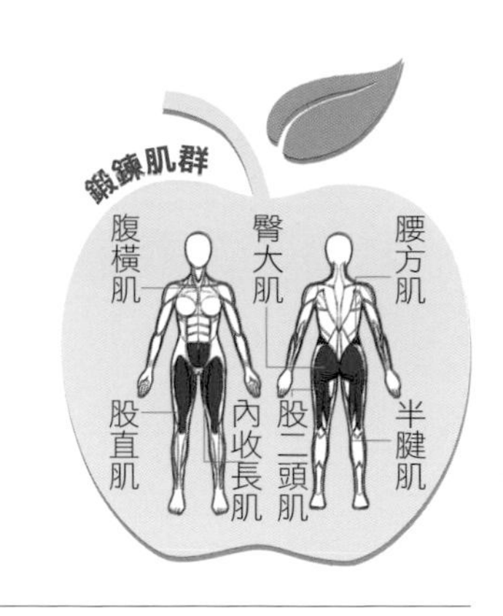

夾緊膝蓋後方的蘋果，夾緊屁屁肉，大腿慢慢向上抬，這個坐姿動作看似簡單，它可是Pro級的臀腿肌肉訓練，幫妳鍛鍊後臀部、大腿內側瘦瘦的，但為了完美翹臀、消大腿肥肉，這一切都是值得的！

後腿水平抬降20下，換腿練習

Step 2

吐氣，用臀部和大腿肌力，水平上抬後腿到極限。前腳踝用手輕壓，避免翹起，另一手扶地，兩手幫助穩定身體重心。配合呼吸「吐上吸下」重覆抬20下，換腿練習。

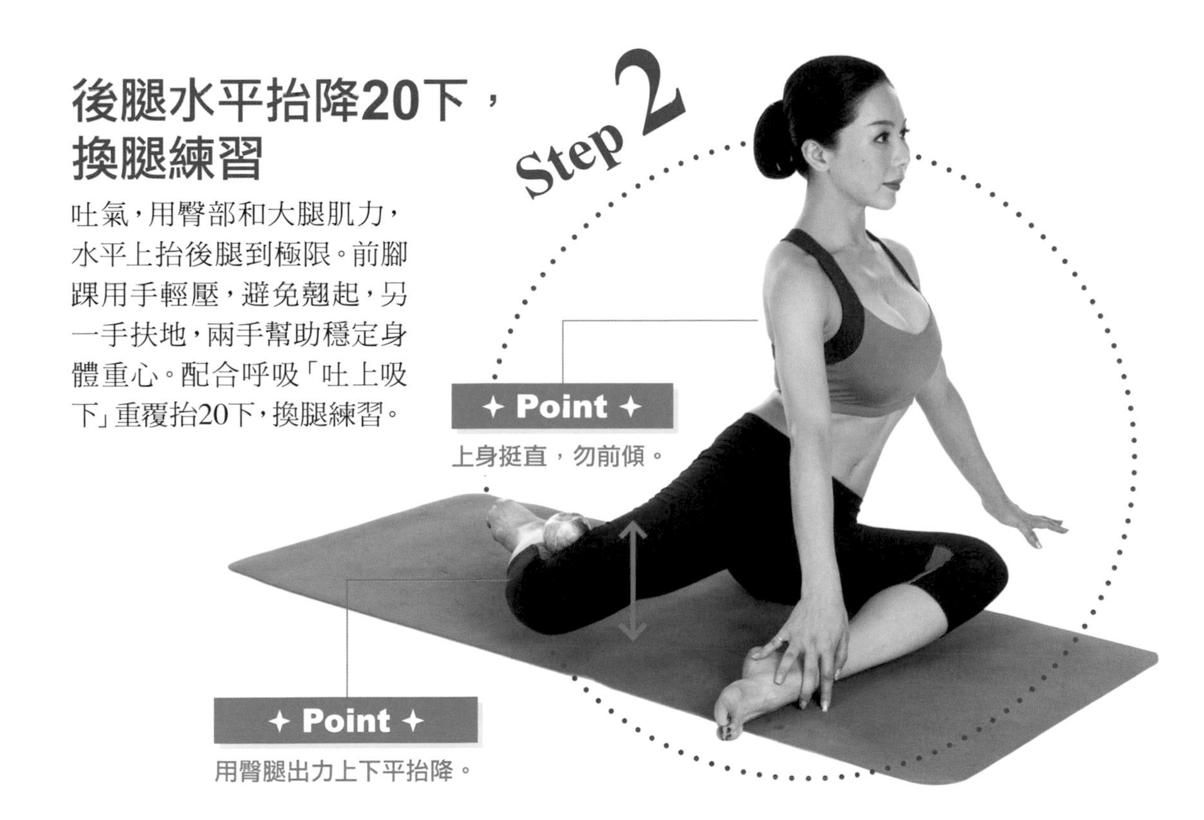

✦ Point ✦
上身挺直，勿前傾。

✦ Point ✦
用臀腿出力上下平抬降。

NG

抬腿不是翹屁股！

向上抬腿時，學員常會不小心做成「向上翹起該側臀部」。這樣只有勉強動到髖關節，容易造成痠痛和扭到腰。發現身體失去重心向前傾，就有可能是做錯動作喔！

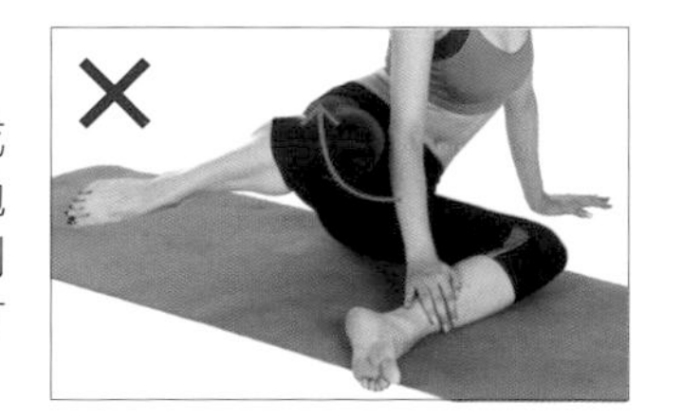

24…腿腳蘋果操…

速消大腿和馬鞍贅肉・瘦長腿部線條

上踢腿碰對手

DVD示範

中型2顆

左右交替20次×5回，每回中間休息15秒

Step 1

一手一蘋果

收腹挺胸站立，兩腳打開與肩同寬，兩手各拿一顆蘋果，自然放在大腿旁預備。吸氣。

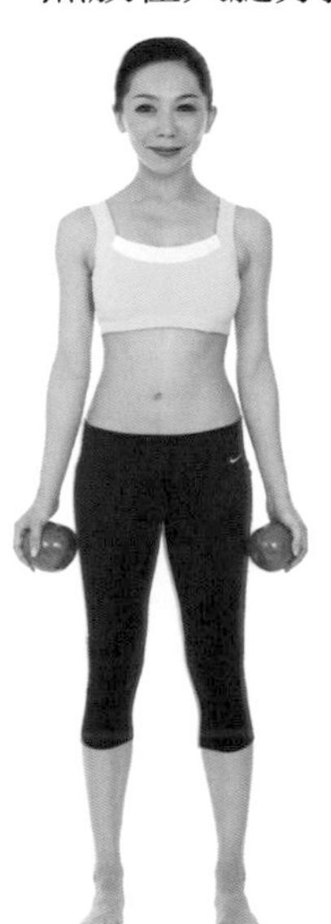

Step 2

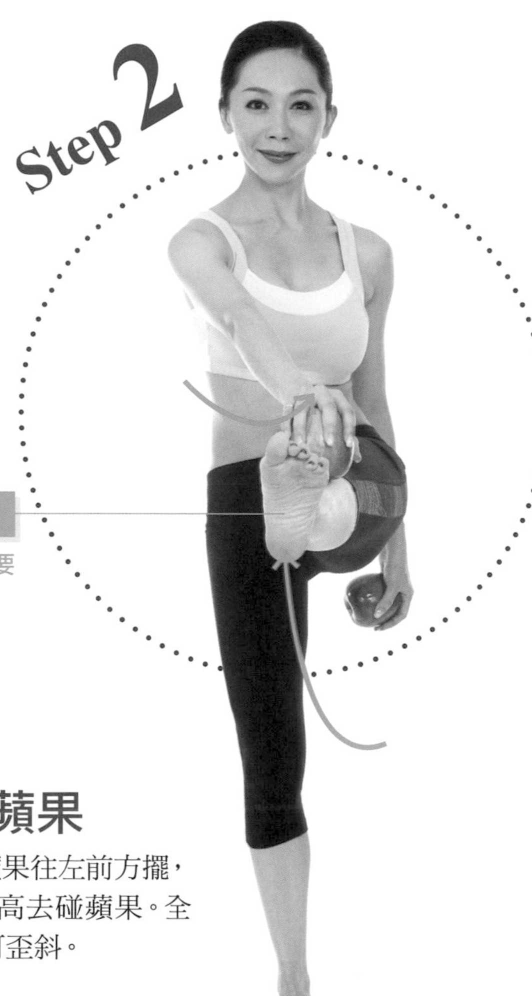

✦ Point ✦

踢腳踢到最高，腳要伸直，穩住重心。

左腳踢高 碰右手擺蘋果

吐氣收腹，右手蘋果往左前方擺，左腳伸直向前踢高去碰蘋果。全身保持挺直，不可歪斜。

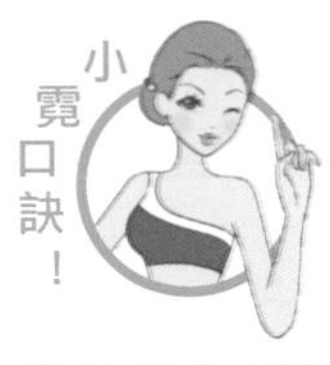

擺擺手踢踢腳～

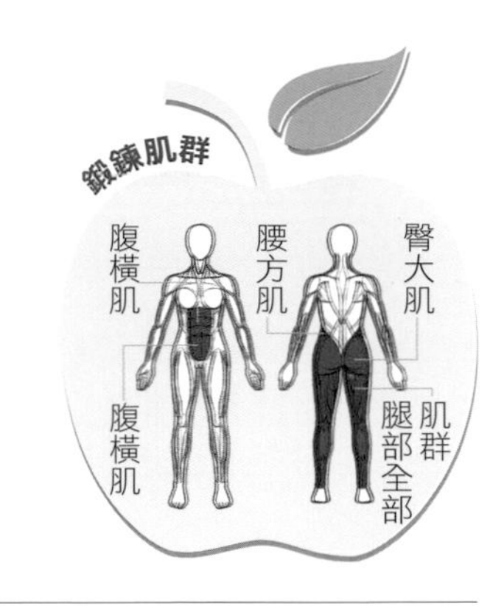

我設計的蘋果操有不少擺動四肢的動作，這些動作不難，配上「蘋果」輔助，更有助動作到位、穩住身體重心，當然緊實雕塑核心和四肢的效果能更事半功倍！一起做這個擺手、踢腳的動作，踢走壯觀的象腿吧！

Step 3

手腳放下回位

吸氣，左腳、右手放下回位。

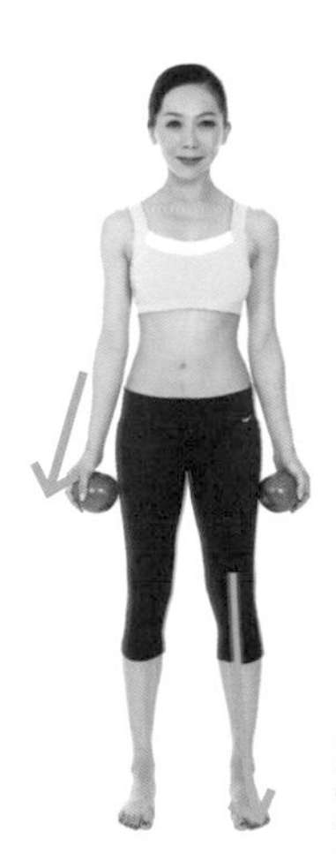

Step 4

右腳踢高碰左手擺蘋果

吐氣收腹，換左手蘋果往右前方擺，右腳伸直向前踢高去碰蘋果。全身保持挺直，不可歪斜。吸氣，手腳放下回位，再換邊交替練習。

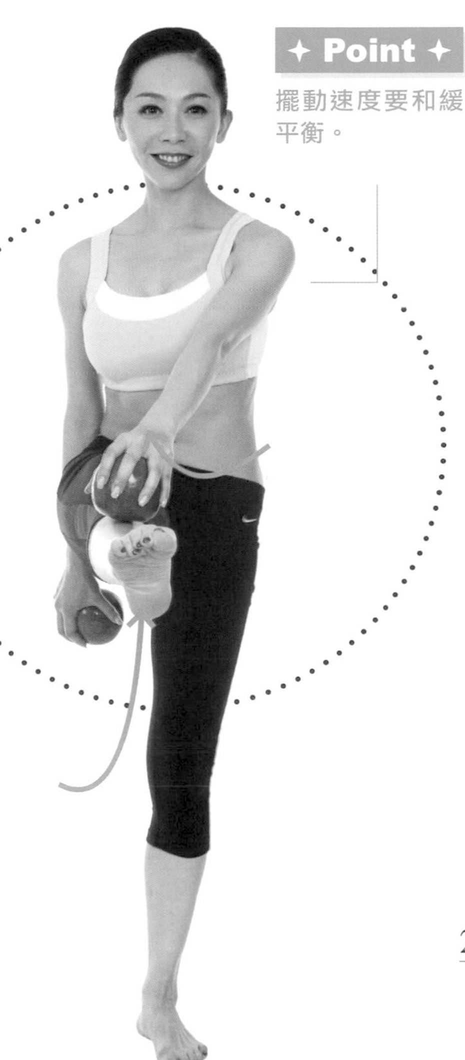

Point

擺動速度要和緩平衡。

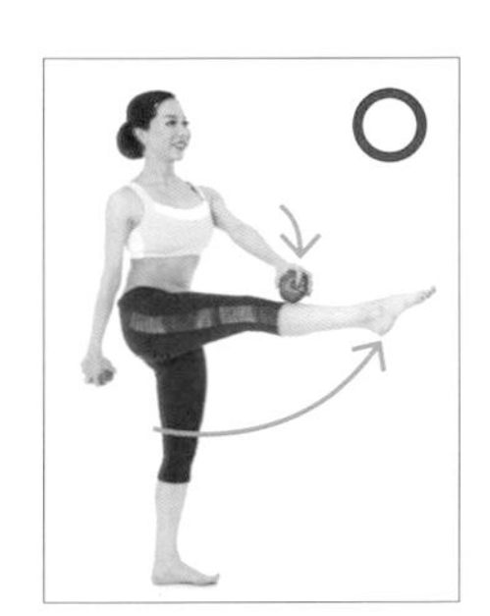

注意

把腳踢高去碰蘋果

用踢高的腳去碰對手的蘋果，不要用手來遷就踢不高的腳。速度要和緩，以免失衡跌倒。

25 …腿腳蘋果操…

緊實腿部肌肉・打造臀腿間微笑線

馬步雙手前伸

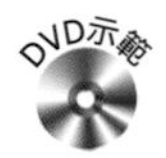

大型1顆

10次×5回，每回中間休息15秒

Step 1

拿蘋果張腿站立

挺胸收腹站立，雙腳張開2倍肩寬，雙手合捧一顆蘋果，自然擺放於身前。深吸氣。

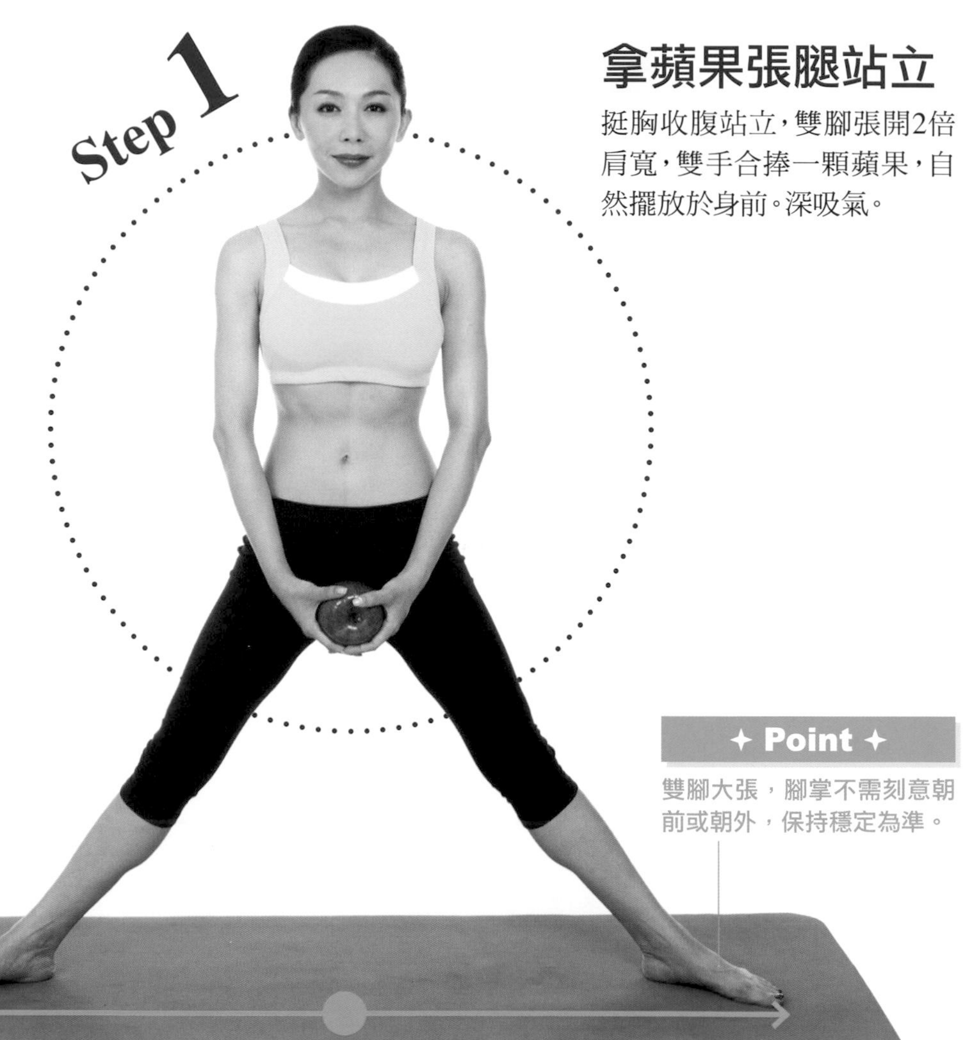

✦ Point ✦

雙腳大張，腳掌不需刻意朝前或朝外，保持穩定為準。

小霓口訣！

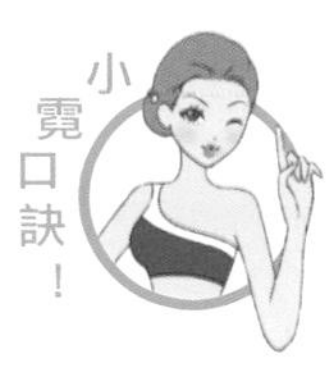

馬步動作～

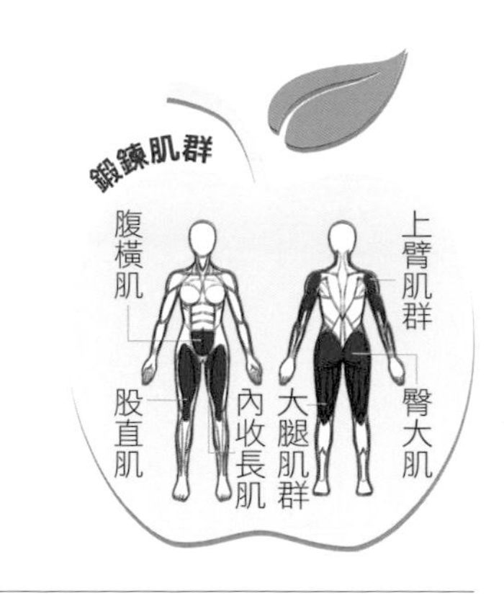

不管妳體重多少，如果要大量跑跳，總是比較累又傷關節。
其實簡單蹲馬步，就同時燃脂又緊實腿部、臀部、骨盆，
切記要垂直的下蹲，速度避免過快以免傷脊椎和膝蓋，
加上手捧蘋果有助找到身體重心，還順便修長肩臂線條呢！

垂直下蹲馬步 雙手蘋果往前捧

慢慢吐氣，上半身垂直下蹲馬步，蹲到兩大腿和地面平行，同時雙手捧蘋果於胸前往前伸平，維持8秒鐘，保持呼吸順暢。吸氣，慢慢起身，再重覆動作。

Step 2
✦ Point ✦
大腿與地面平行，想像大腿是桌子有東西擺放在上。
✦ Point ✦
蹲馬步時，膝蓋朝向左右兩側，不是朝前。身體不前傾、膝蓋位置不可超過腳趾。

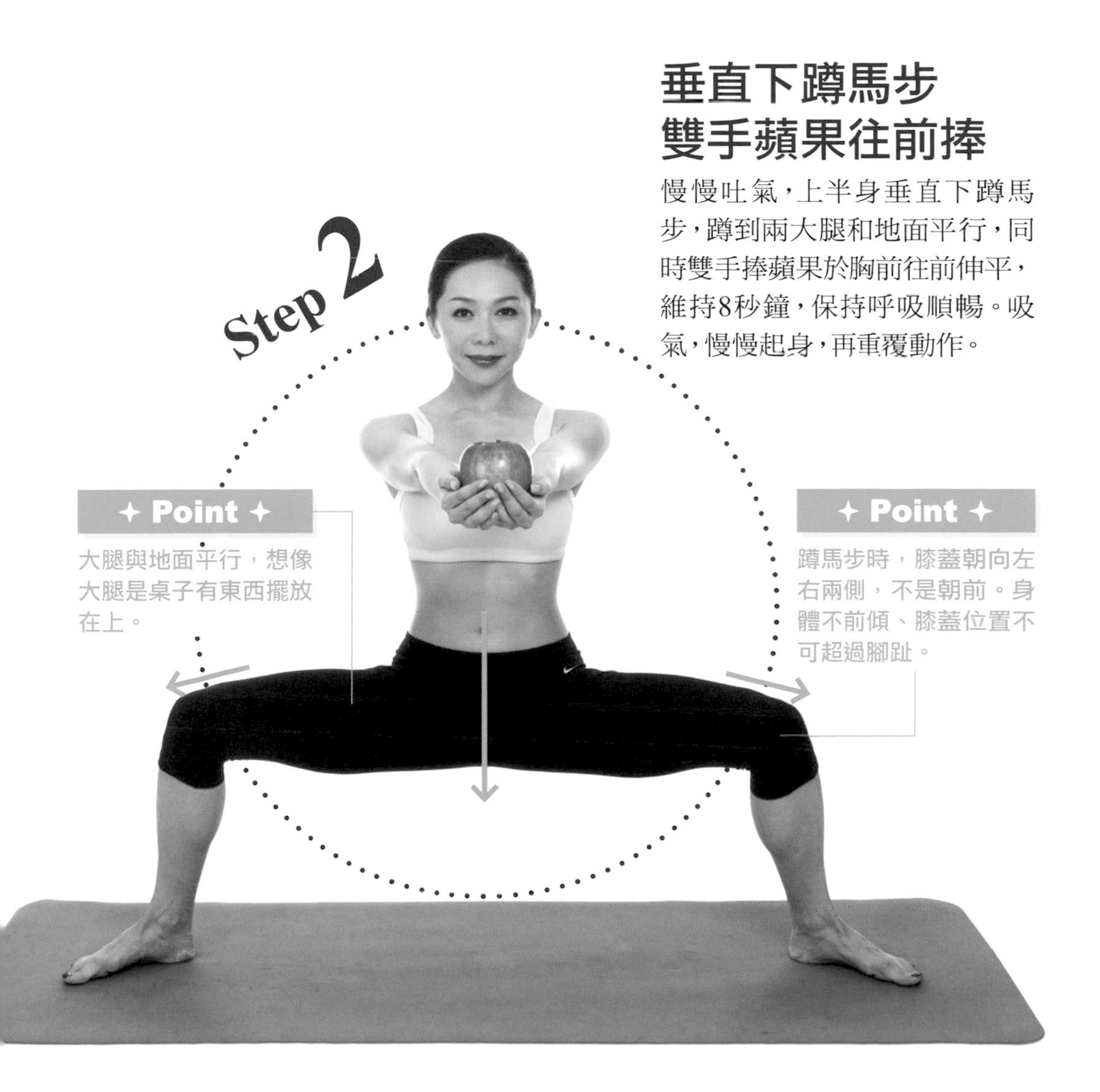

初級
中級
高級

28 …側身蘋果操…

搶救水桶腰・消滅厚背寬臀

對邊肘膝碰碰樂

中型或小型1顆

左右交替20次×5回，每回中間休息15秒

Step 1

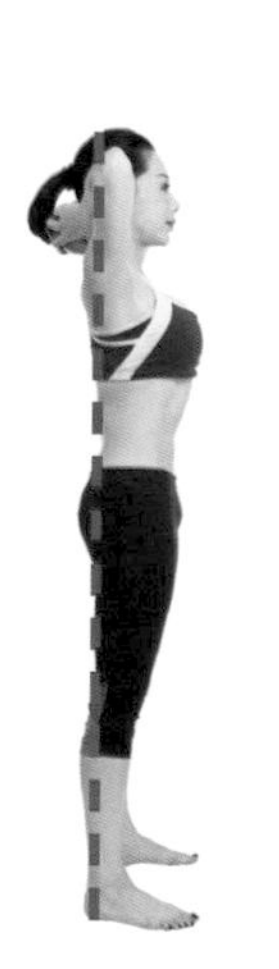

雙手握蘋果放頸後

挺胸收腹站立，雙腳打開與肩同寬，雙手握一顆蘋果置於頸後；雙肘向外張開，於肩膀上呈水平、不要向內拱。深吸氣。

Step 2

✦ Point ✦

頭眼也一起往該側轉。

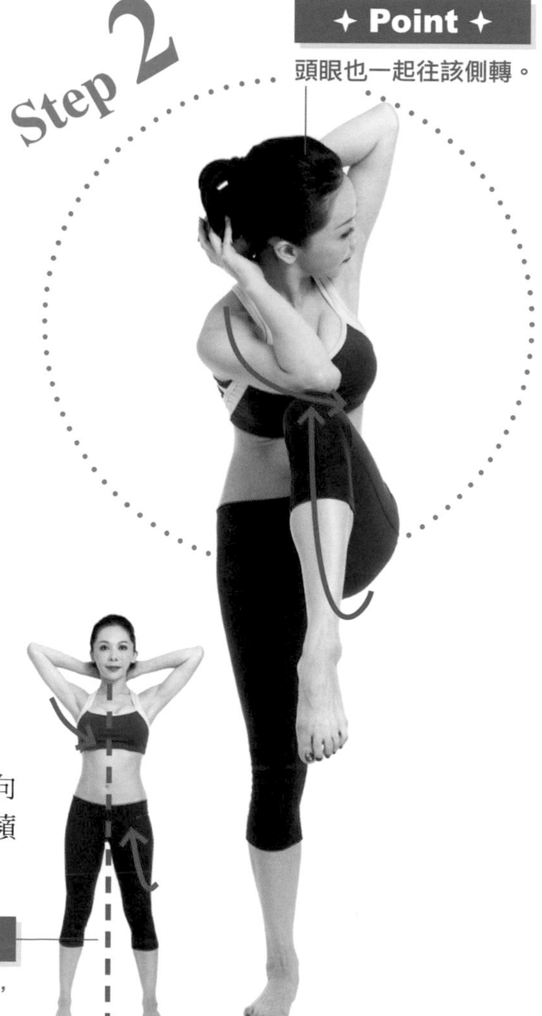

右肩向左側彎腰，抬左膝碰右肘

吐氣，右肩向左側彎腰，左腿向上抬膝，讓右肘和左膝相碰。蘋果保持在頸後不動。

✦ Point ✦

肘膝動作往身體中線相碰，讓核心保持直線不歪斜。

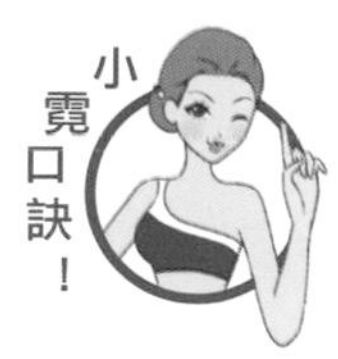

左右交叉碰碰碰！

一般手腳運動做得再多，未必能像這個動作練出水蛇型腰背。
只要雙手打開放在頸後，就有擴胸夾背的舒張與緊實感，
搭配握蘋果在頸後幫助姿勢挺立，避免不自覺低頭，
動作效果更到位。這些小細節也能避免運動傷害喔！

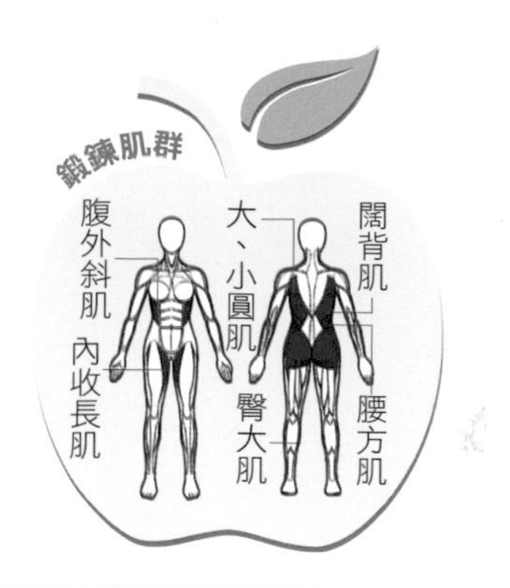

Step 3

起身回位

吸氣，手腳回位。

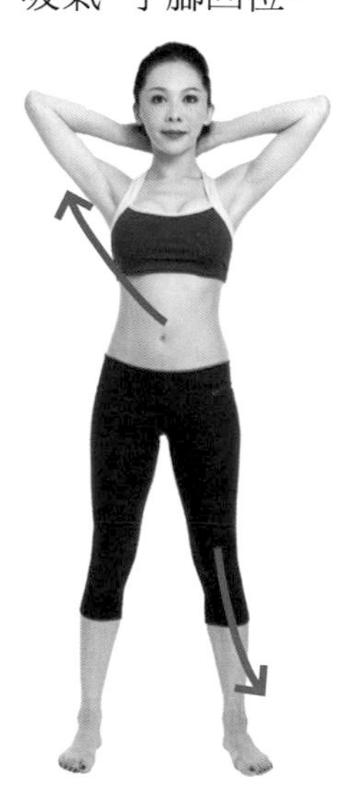

Step 4

左肩向右側彎腰，抬右膝碰左肘

慢慢吐氣，左肩向右側彎腰，右腿向上抬膝，讓左肘和右膝相碰。吸氣回正，再左右交替動作。

✦ Point ✦

站立的單腳挺直，膝蓋不可彎曲。

29…側身蘋果操…

拉提胸腰側邊墜肉・纖長腰身和上身比例

拿蘋果左右擺

中型或大型1顆

左右交替20次×5回，每回中間休息15秒

Step 1 淺坐椅子雙腿大開，雙手拿蘋果上舉

淺坐椅子前1/3，挺胸收腹，雙腿向兩側大開，腳掌平踩地面，膝蓋與腳掌向外朝45度。雙手合拿一顆蘋果向上伸直。深吸氣。

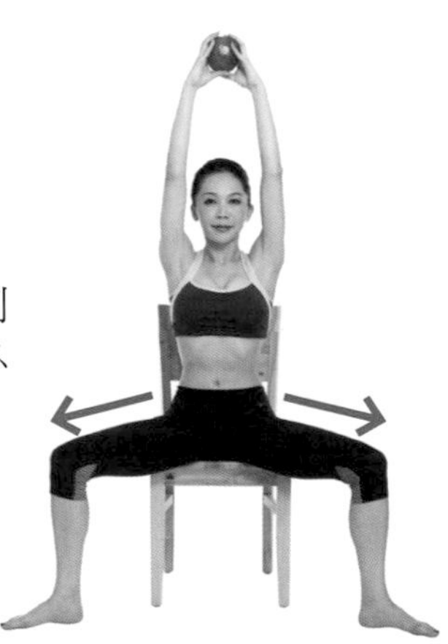

Step 2

✦ Point ✦

雙手盡量向側邊延伸。身體不可前傾，但可將稍往後推。

雙手上身向左側彎

慢慢吐氣，上身和雙手蘋果向左側彎，雙手保持伸直，臉朝前方。維持5秒鐘，保持呼吸順暢。

小霓口訣！

身體鐘擺操～

久坐、愛穿低腰褲的人有沒發現，腰身兩側浮出「游泳圈」？這個坐姿動作拉伸擺動從頸肩、胸腰到臀部側邊的贅肉，雙手高舉蘋果，幫助深層肌群更用力延伸、延伸、再延伸，能雕塑側身S曲線，也是改善鬱悶痠痛、脊椎僵硬的幫手喔！

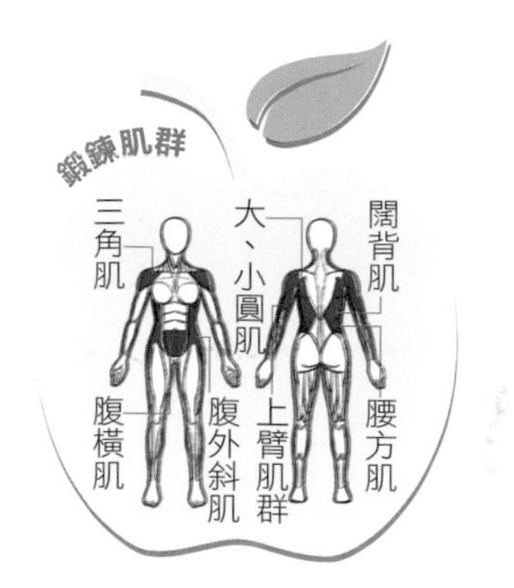

Step 3 起身回正

吸氣，慢慢起身回正。注意頭頸腰等起身動作都不要太快，以免拉傷。

Step 4 雙手上身向右側彎

慢慢吐氣，上身和雙手蘋果向右側彎，雙手保持伸直，臉朝前方。維持5秒鐘，保持呼吸順暢。吸氣回正，再左右交替動作。

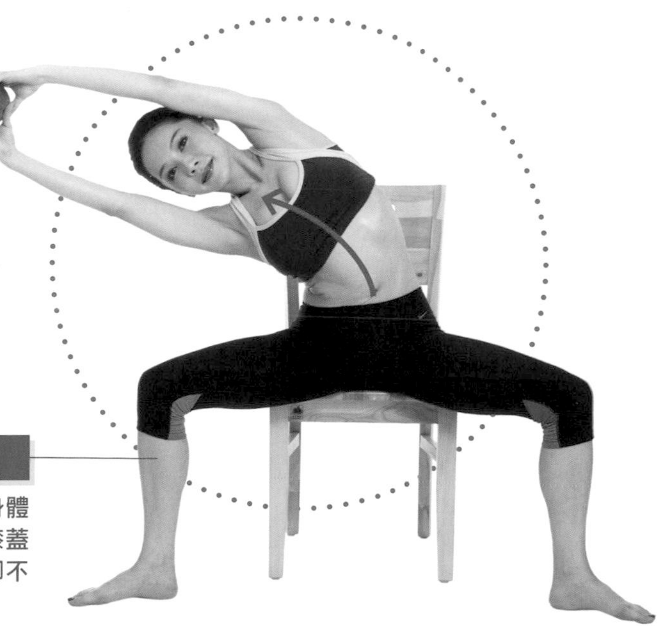

✦ Point ✦

雙腳踩穩，穩住身體重心。動作時，膝蓋依舊向外打開，腳不能合起。

初級
中級
高級

30 …側身蘋果操…

拉提頸側鬆肉皺紋・修飾頸肩鎖骨線條

左右擺頭拉肩頸

小型1顆

左右交替10次×5回，每回中間休息15秒

Step 1

拿蘋果放肩上

挺胸收腹坐滿椅子，背部緊貼椅背，左手拿一顆蘋果放左肩上，右手壓在右臀下。

✦ Point ✦

兩邊肩膀水平放鬆，不要聳肩。

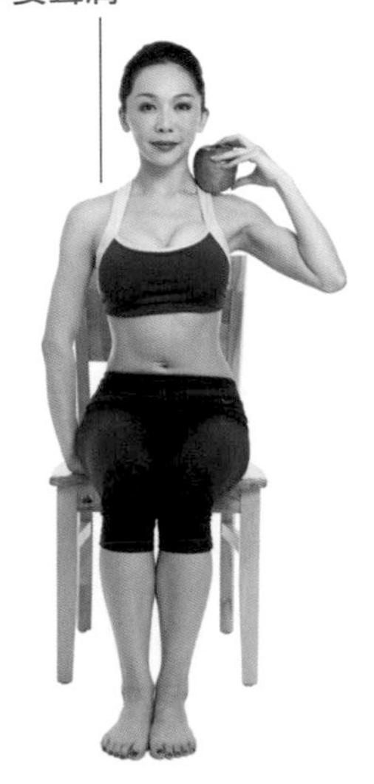

Step 2

左臉左肩夾住蘋果

頭頸向左側靠，讓蘋果夾在左臉和左肩之間，左手自然放下。維持10秒，保持呼吸順暢。

✦ Point ✦

脖子一邊夾蘋果，強化頸部肌肉。另一邊拉伸，紓緩壓力痠痛。

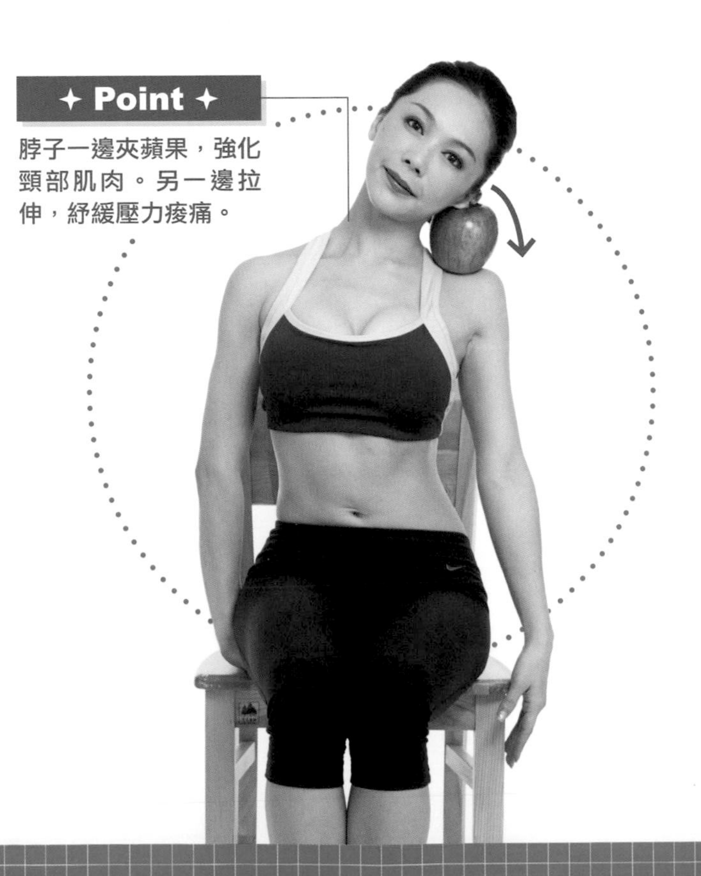

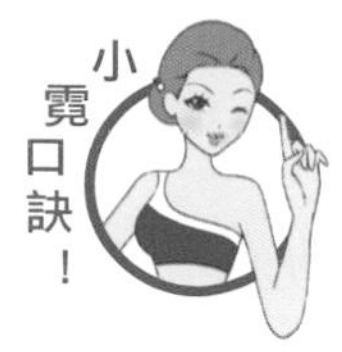

左擺右擺～

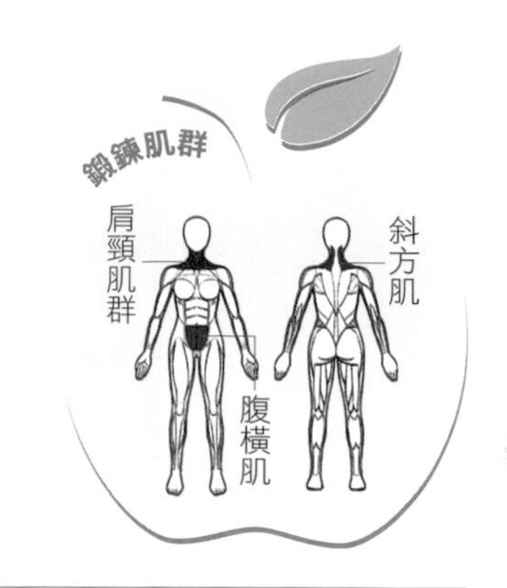

性感的頸部和鎖骨線條，是打造完美上身體態的焦點！
尤其隨年紀增長，頸部容易鬆弛、有紋路，容易顯胖顯老。
這個蘋果操很簡單，能雕塑頸部線條，讓上身比例纖長，
讓妳成為最上鏡的衣架子，還能消除肩頸痠痛喔！

Step 3

蘋果換放右肩上

換用右手把蘋果放右肩上，
左手壓在左臀下。

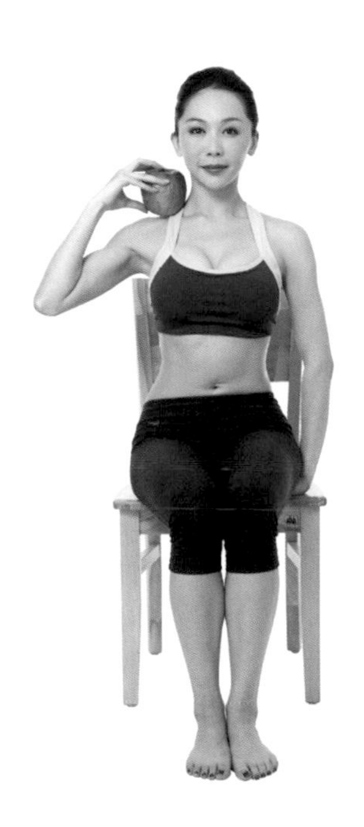

Step 4

換右臉右肩夾蘋果

頭頸換向右側靠，讓蘋果夾在右臉和右肩之間，右手自然放下。保持呼吸順暢，維持10秒，再左右交替動作。

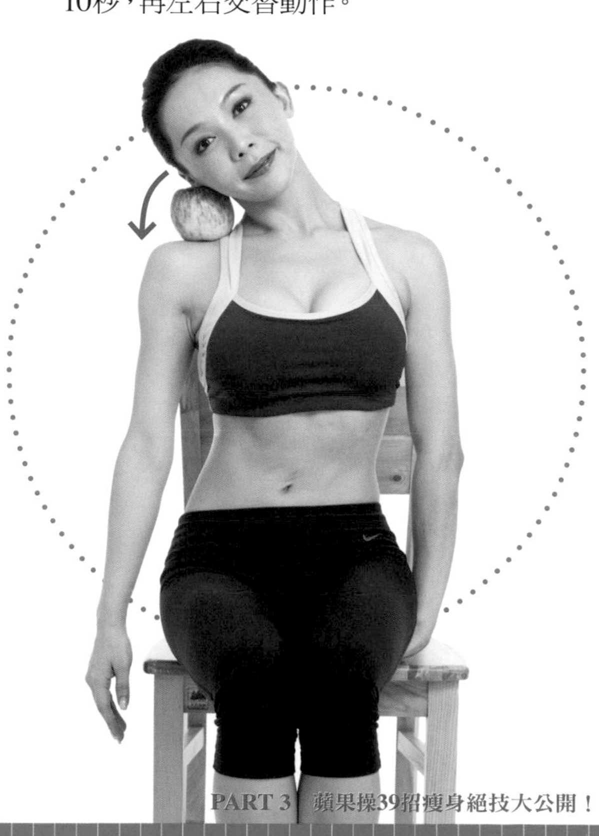

Step 3

吸氣轉回

吸氣，腰臀腿扭轉回原位，頭部也同時轉回，蘋果保持夾緊。

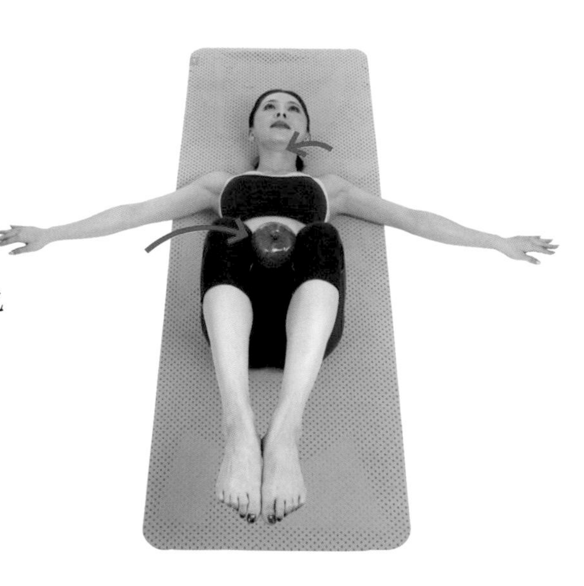

Step 4

腰腿向左側扭轉，頭向右側轉

慢慢吐氣，腰部用力帶動臀部、雙腿向左側扭轉，同時頭部往右側。

✦ Point ✦

扭轉時雙腿浮在空中，膝蓋不可碰地。

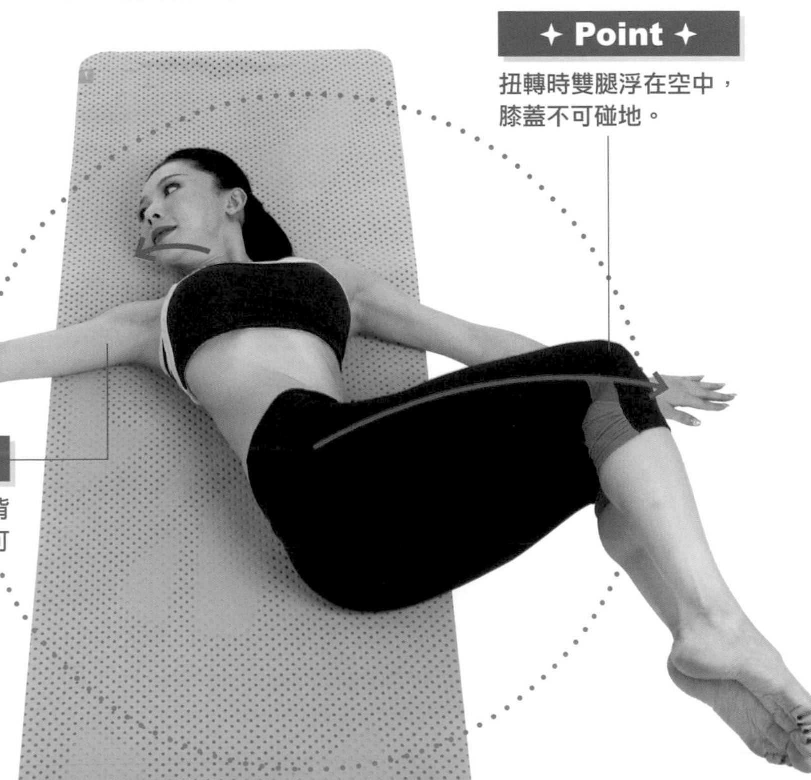

✦ Point ✦

肩膀、雙手、胸背都保持貼地，不可翻起移動。

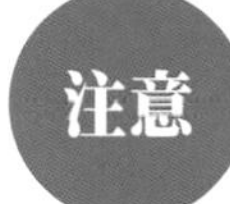

扭轉時膝蓋不可碰地；頭轉向另一側。

下身向側面扭轉時，雙腳夾緊蘋果，膝蓋不可碰地，在空中稍維持片刻，以鍛鍊側腰臀腿肌力；但頭部同時向反方向轉，全身扭轉的角度才足夠。而肩膀、背部、手臂要保持貼緊地面，不可以跟著扭腰、離地翻起，會失去扭轉的作用。

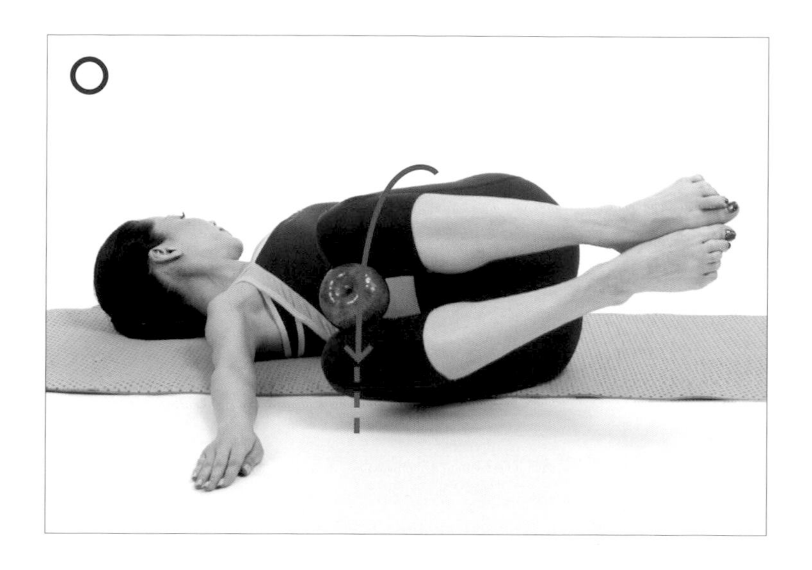

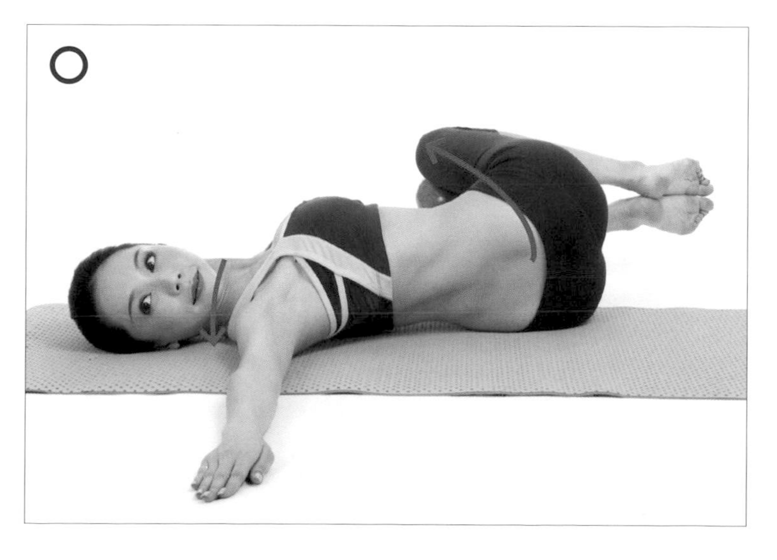

Step 3

吸氣回位

吸氣，全身擺回原位。

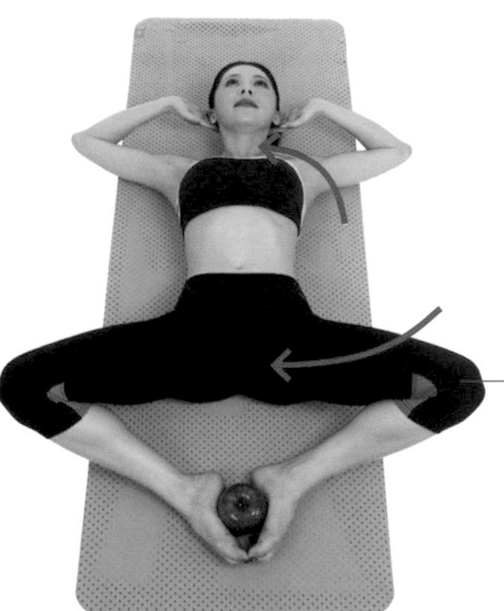

✦ Point ✦

膝蓋無法完全貼地，但也盡量向下靠近地面。

Step 4

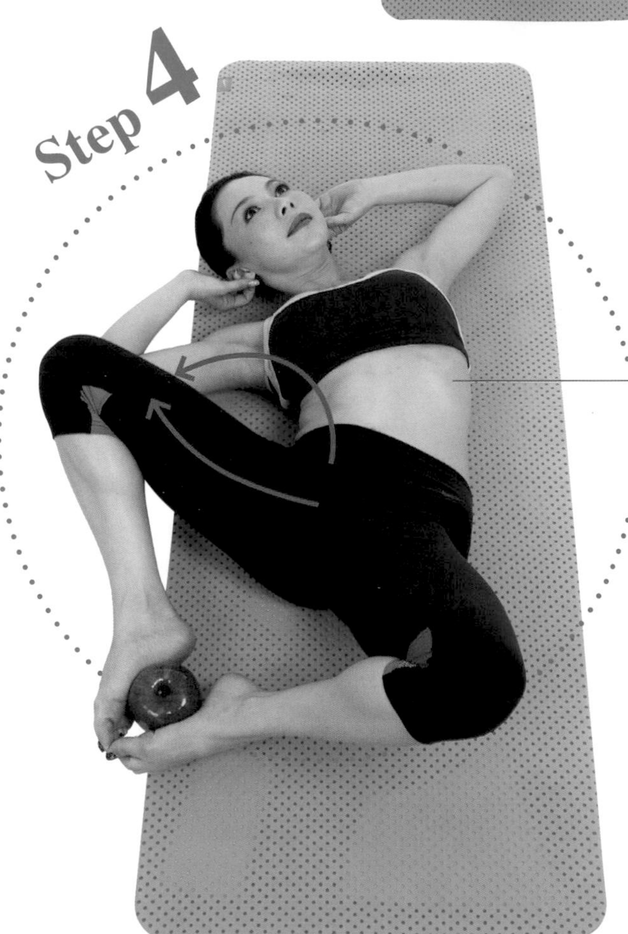

✦ Point ✦

左側的肌群盡量拉伸，右側身則盡量往內彎。

換向右側彎，右肘碰右膝

吐氣，上半身和腿向右側彎，右肩肘向下彎，右臀腿向上彎，讓右肘和右膝相碰。吸氣回正，再左右交替動作。

進階

抬起上身動作！可難易版交替練習。

肌力較好的人，可以嘗試「進階版」的做法：**將頭肩胸臂等上身部位抬起來，左右側轉一樣做讓手肘與膝蓋相碰**。動作中，都不可以躺下，鍛鍊各肌群的效果相當強，同時雕塑側身肌肉，加上肩膀、腹部的肌群，是「高級」的塑身動作。可先嘗試與上頁「一般版」動作交替練習，再慢慢調整次數。

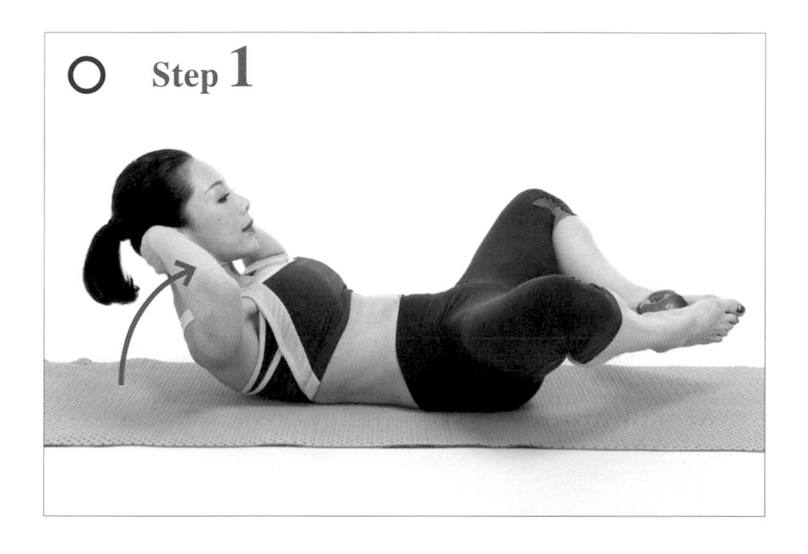

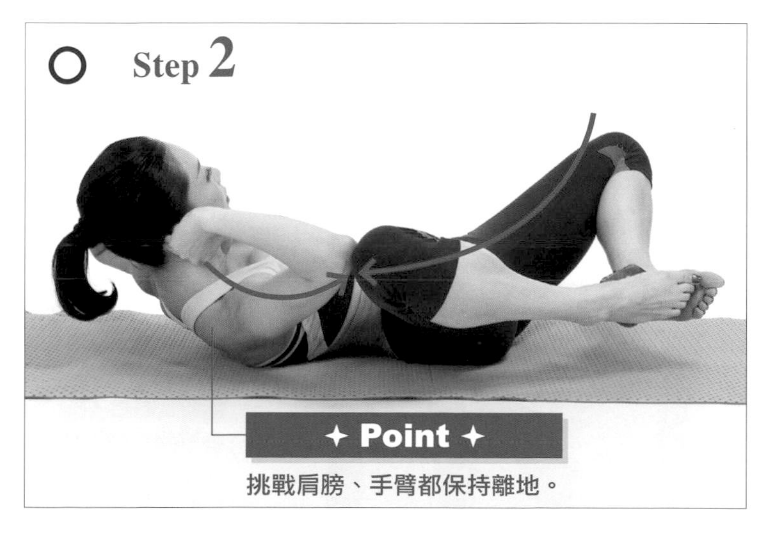

34 …全身蘋果操…

拉瘦手臂肩背線條・平坦小腹

前彎舉手碰腳

DVD示範

 小型1顆  左右交替20次×5回，每回中間休息15秒

Step 1

淺坐椅子曲膝張腿，雙手拿蘋果上舉

挺胸收腹坐椅子前1/3，雙腿曲膝90度向外張開極限，腳底踩穩地面；雙手合拿一顆蘋果向上伸直。深吸氣，頭眼向上看蘋果。

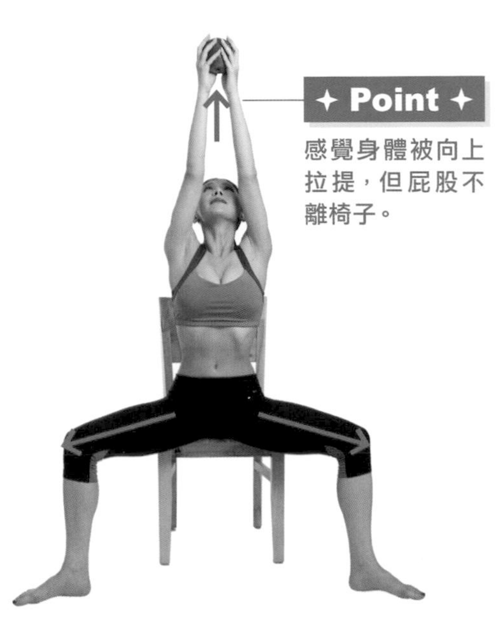

✦ Point ✦

感覺身體被向上拉提，但屁股不離椅子。

Step 2

腰向左下彎，右手碰左腳踝

左手拿蘋果保持舉直在空中，頭眼看蘋果。吐氣，腰向左下彎，右手伸直擺到碰左腳踝。

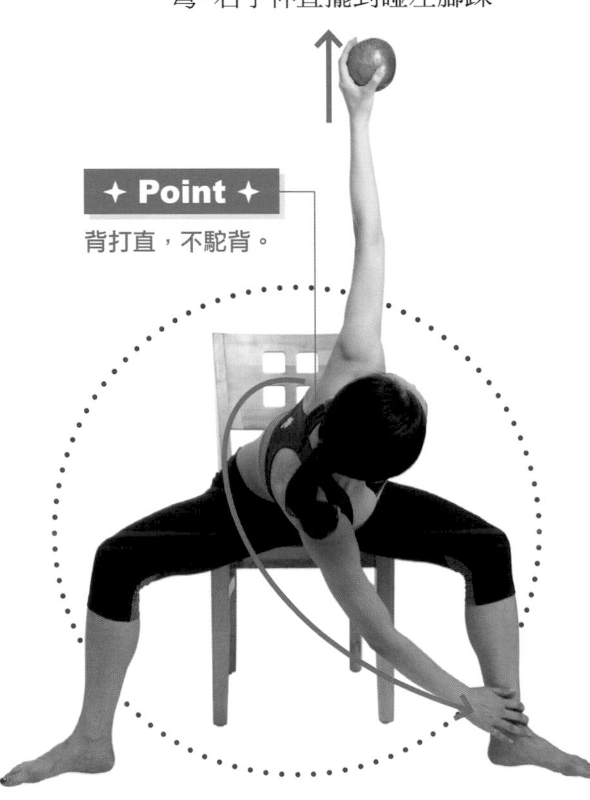

✦ Point ✦

背打直，不駝背。

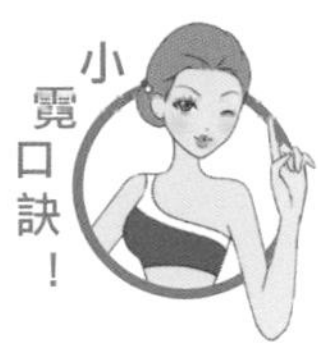

我設計的「全身蘋果操」，都能同時運動好幾個部位。
像這個手上舉、身下彎的動作坐著就能做，能伸展全身肌肉！
注意上手要伸直向上延伸，手拿蘋果提供輕量肌力訓練；
下彎手碰腳則要配合呼吸「吐下吸上」，讓運動效果加倍！

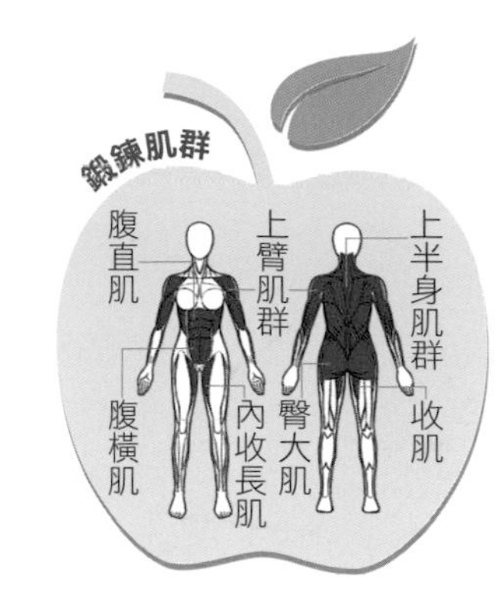

Step 3

起身回到舉蘋果

吸氣慢慢起身，下手擺回到蘋果高舉的位置。

✦ Point ✦

起身時容易晃動，雙腳要踩穩穩住重心。大腿維持向外張開姿勢。

Step 4

腰向右下彎，左手碰右腳踝

換右手拿蘋果保持舉直在空中，頭眼看蘋果。吐氣，腰向右下彎，左手伸直擺到碰右腳踝。吸氣起身，再左右交替動作。

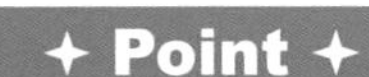

手保持伸直，蘋果舉高不放下，做輕量的肌力訓練。

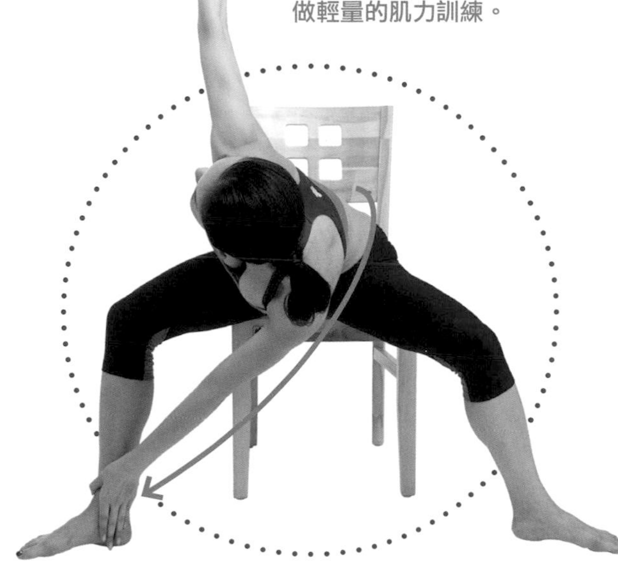

35 …全身蘋果操…

鍛鍊11字馬甲線・纖瘦雙手雙腿

平躺手碰腳

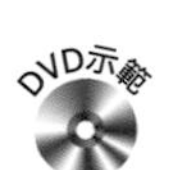

中型2顆

左右交替20次×5回，每回中間休息15秒

Step 1

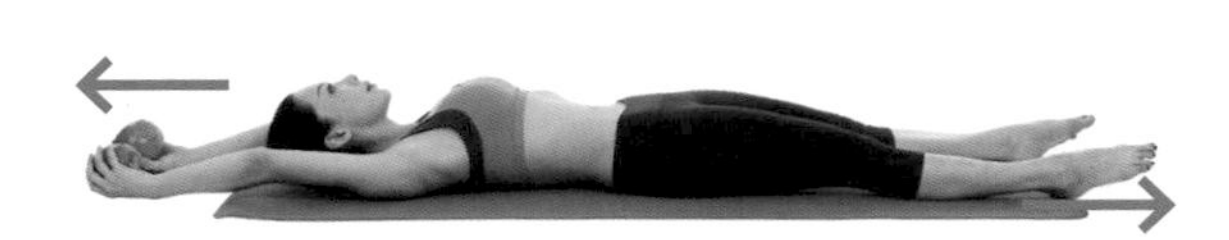

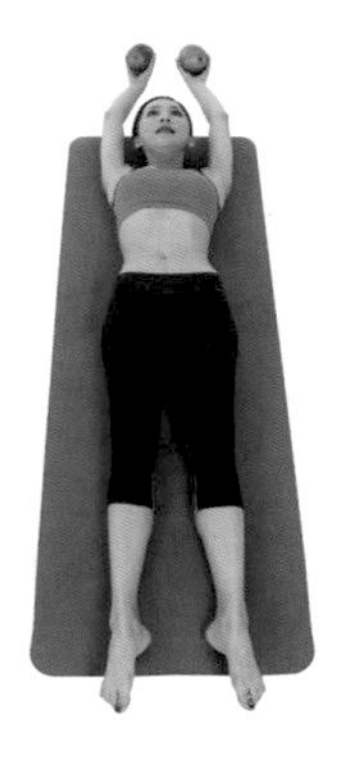

仰躺，一手舉一蘋果

全身仰躺，一手拿一顆蘋果，舉直在頭頂上，掌心向上；雙腳打開與肩同寬，膝蓋到腳尖都伸直。深吸氣。

Step 2

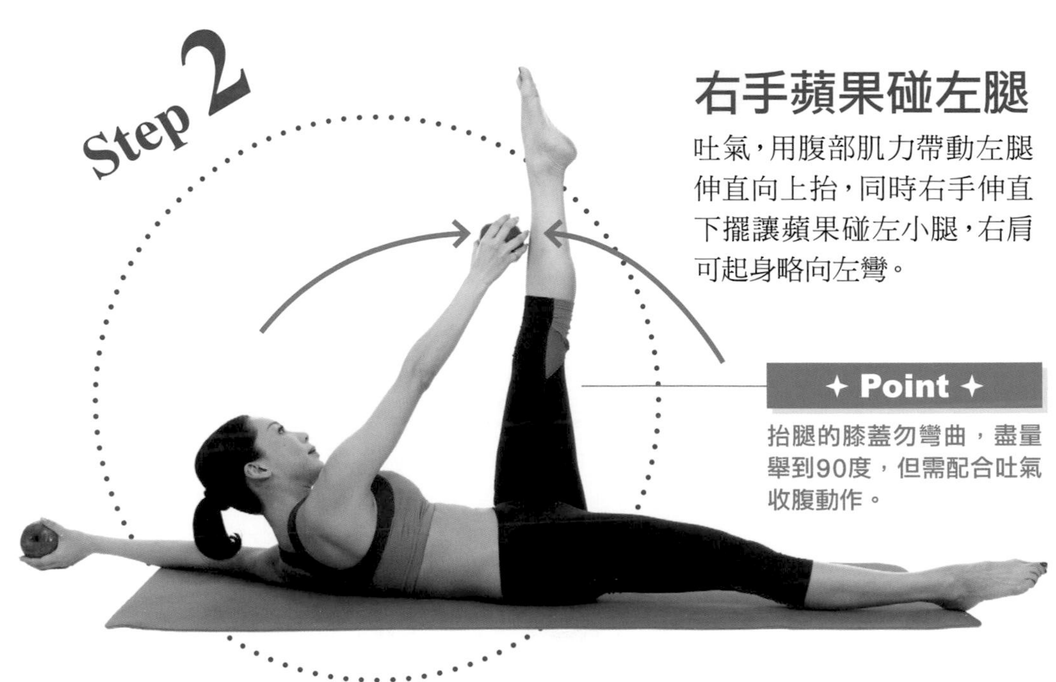

右手蘋果碰左腿

吐氣，用腹部肌力帶動左腿伸直向上抬，同時右手伸直下擺讓蘋果碰左小腿，右肩可起身略向左彎。

✦ Point ✦

抬腿的膝蓋勿彎曲，盡量舉到90度，但需配合吐氣收腹動作。

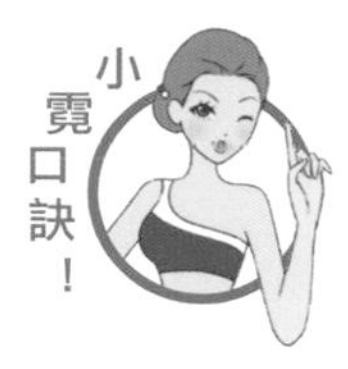

碰碰腳運動～

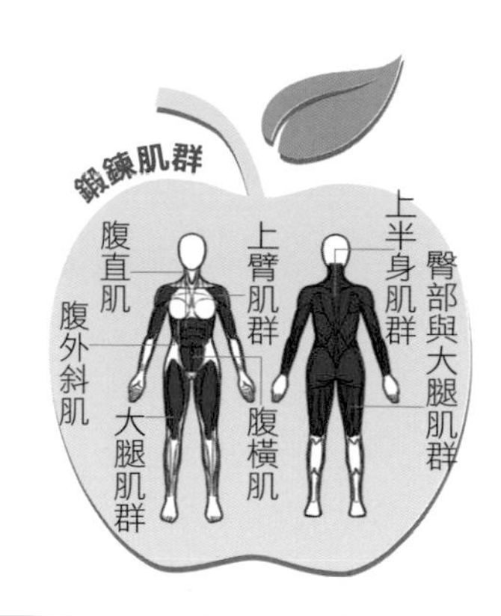

手舉蘋果，再下碰抬高的腿，這動作妳可能做過「站立版」，
但平躺著做，運動強度可就不同了！
躺著做時，主要要運用腹部肌群來帶動起身和抬腿，
可說是增強版的仰臥起坐，又同時能纖長手腳，很棒吧！

Step 3 手腳回位

吸氣，手腳同時慢慢放下回位。

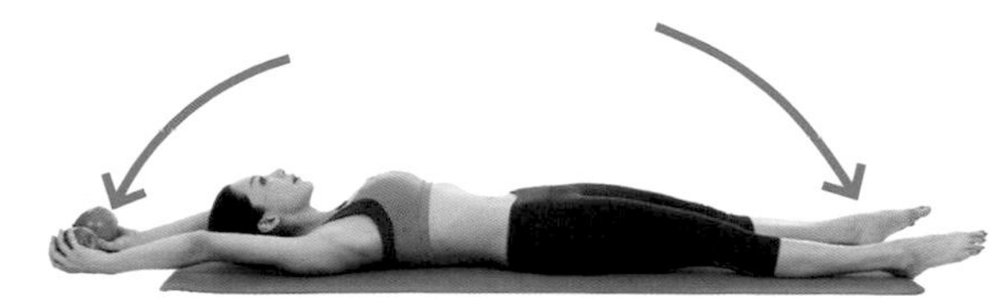

Step 4

✦ Point ✦

抬腿盡量舉到90度，但視個人柔軟度而定。

✦ Point ✦

頭眼隨蘋果移動，確保動作到位。

換左手蘋果碰右腿

吐氣，用腹部肌力帶動右腿伸直向上抬，同時左手伸直下擺讓蘋果碰右小腿，左肩可起身略向右彎。吸氣回位，再左右交替動作。

初級
中級
高級

這個蘋果操第36招「趴地人體天橋」，動作類似瑜伽「橋式」的趴地版本，是一項能夠鍛鍊全身肌肉、消除全身脂肪的動作，因為運用到全身好多部位的肌力，所以學員練習時也出現了各式各樣的錯誤姿勢。我在這裡特別示範提醒大家，幾個常犯的錯誤姿勢，建議妳找個運動夥伴互相檢視，或找一面全身鏡橫放，對著鏡子做出正確動作，我也常這樣做喔！

NG

❶ 不可翹屁股！

肌力還不夠的人，容易因為力氣不夠而無法撐起全身，所以會不自覺的將屁股翹起，藉此讓身體重量被分散掉，但是這樣只有拉伸後腿肌的效果。

建議初學者可以自我檢查，雙臂應該和地面垂直、臀部要夾緊，來確保姿勢和施力正確。

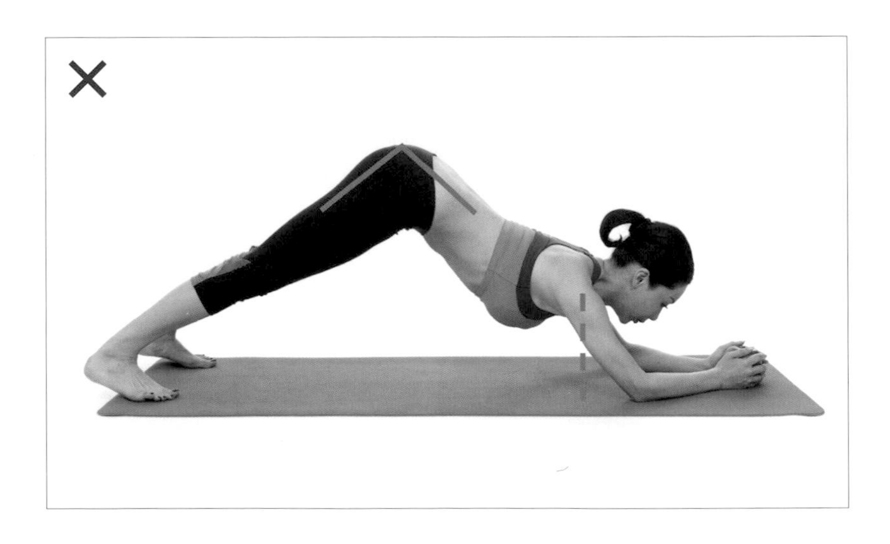

❷ 腹部不可貼地！

動作時，如果只撐起雙腳，腹部卻沒有抬起來，還是和地面緊貼著，這樣等於是完全沒有運動到，不如不做還能避免做錯了受傷啊！這正是許多還不了解動作要領的人，最常出現的問題，所以請留意肚子應該離地，對照鏡子檢查身體和地面間要呈一個「直角三角形」；如果感覺很輕鬆、肌肉不需要用力，就很有可能是做錯了呢！

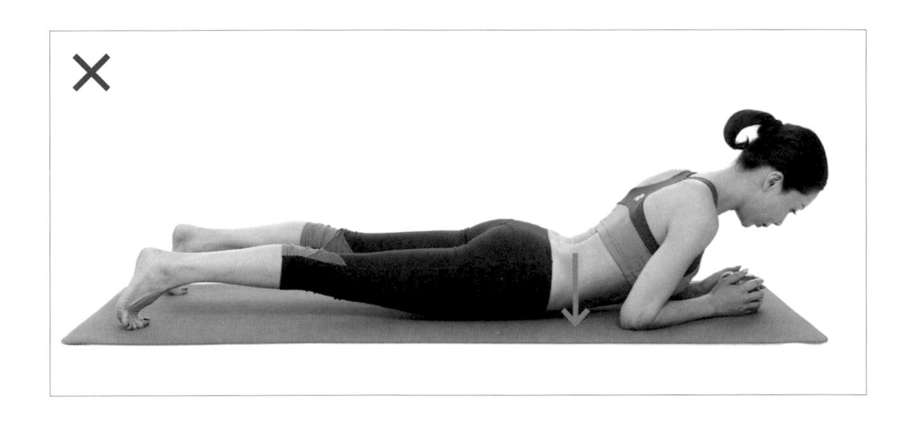

❸ 手臂不可沒和地面垂直！

如果在預備動作就做錯了，手臂沒有和地面垂直，那麼向上撐起身體時，就容易向前傾，而會給雙手帶來過多的負擔，既無法撐久，鍛鍊全身的效果也不佳。建議妳藉由雙眼是否能向下直視蘋果，或是只有雙臂感到特別痠痛，來檢查這個問題。善用蘋果這個輔具，就能幫妳檢查每個小細節，讓動作效果都到位！

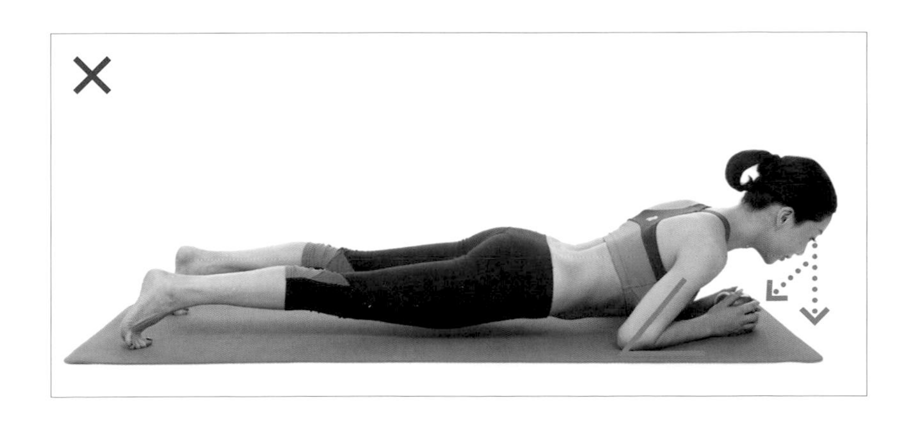

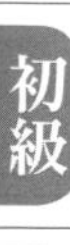

初級

中級

高級

Step 3

仰臥起坐起身，雙手蘋果前擺碰牆

吐氣，上身往牆壁起身，同時雙手握蘋果也往前擺到碰牆壁。吸氣，身手慢慢躺回，再重覆起身。

✦ Point ✦

運用吐氣收腹力量起身，不可太快，以免拉傷脊椎。

簡易

❶ 雙腿只略開也OK！

雙腿張開的預備姿勢，如果只能略為打開，或是雙腳大開後無法完全起身的人，不需要刻意勉強。先以雙腿打開到能承受的範圍來練習，多做幾次柔軟會變好，也就會越來越進步！

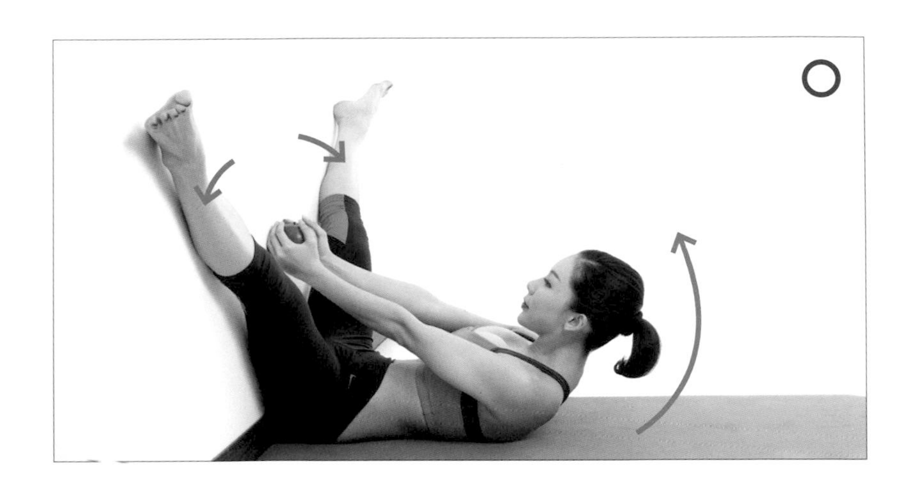

❷ 雙腿不貼牆、腳跟靠牆也OK！

如果妳連Step1雙腿高舉貼牆的動作都無法做到，這表示筋很硬，更不可以勉強硬做，非常容易拉傷。但也不要洩氣，可把屁屁遠離牆壁一些距離，雙腿伸直略開，只要腳底靠牆，以上身能夠起身調整姿勢即可。

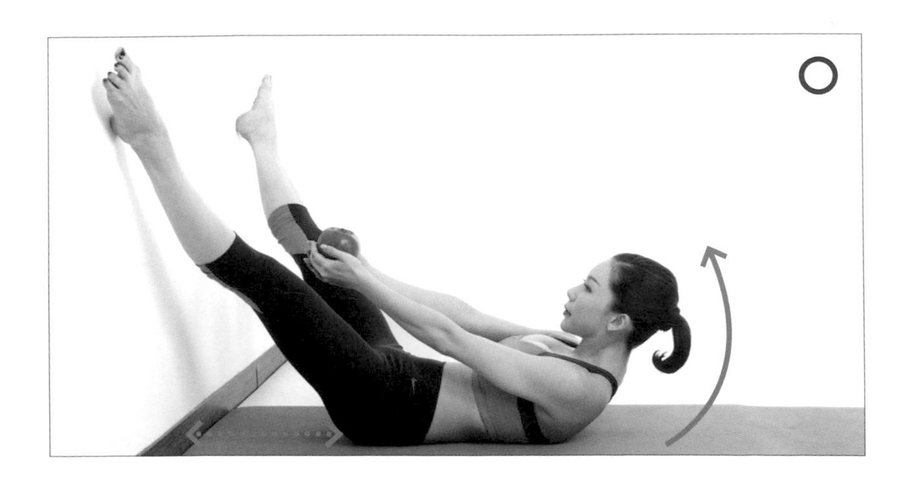

做蘋果操後，最後結尾的「助瘦伸展大休息」！

做完局部或一套蘋果操後，就像一般做完運動，被使用的肌肉會緊繃，呼吸、代謝循環都處於急促的狀態。結尾的「緩和休息運動」，就是要幫身體回復到平常狀態，並且消散運動時的代謝物。如果沒將緊繃的肌肉恢復彈性及延展性，除了容易拉傷、抽筋，更會練成粗壯的身材喔！伸展休息的動作，我也延續做操部位做設計，或者大家可依比較疲累的地方做局部的緩和即可，記得動作的要領是：❶動作要盡量慢慢慢，延伸肌肉。❷動作要配合調息「深吸、深吐」。❸做操的時間長，緩和休息的時間也要加長。如10分鐘的蘋果操後，即做1分鐘以上的緩和動作，但還是依肌肉感覺「不緊繃」、呼吸平順了為準！

休息・手臂

01 折手拉手

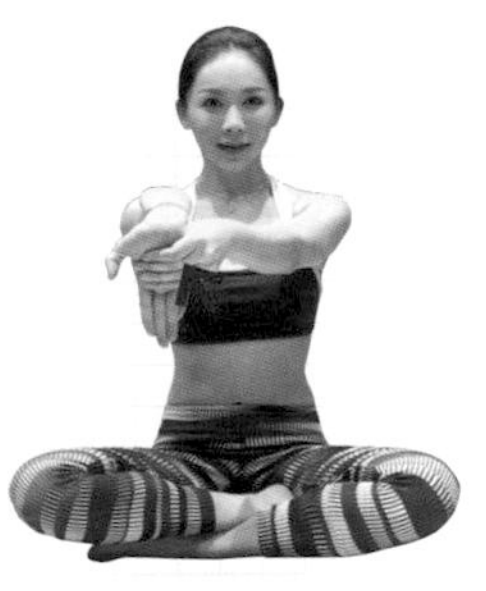

Step 1
手向前伸直、按壓掌心

右手向前伸直同肩高，掌心朝外、指尖朝下；左手用力按壓右掌心，持續8秒，換手做。注意按壓位置是掌心，不是手指。

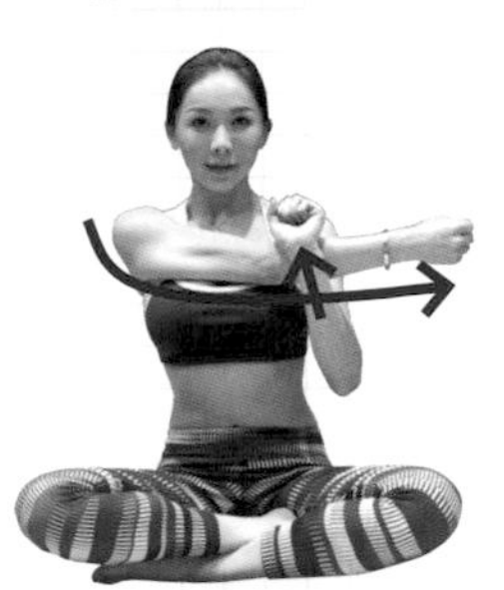

Step 2
一手上折，壓側伸一手

右手靠著胸口向左側伸直，左肘上折在外壓緊8秒，換邊做。注意右肩臂會覺緊繃；兩肩不可前傾或側轉。

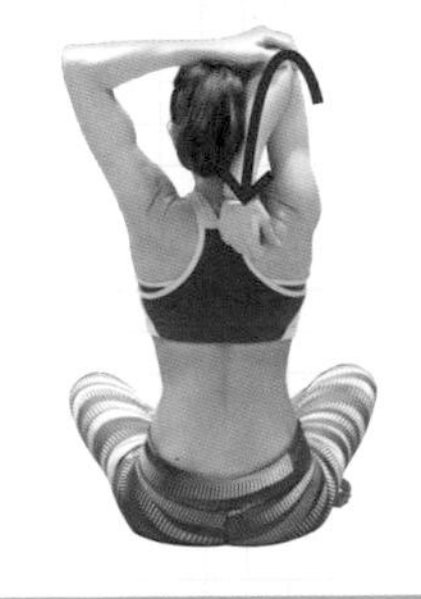

Step 3
手肘後彎壓肘

右肘上舉後彎摸背，左手經頭頂幫忙按下右肘，持續8秒，換邊動作。注意要挺胸，避免低頭。左右交替2回。

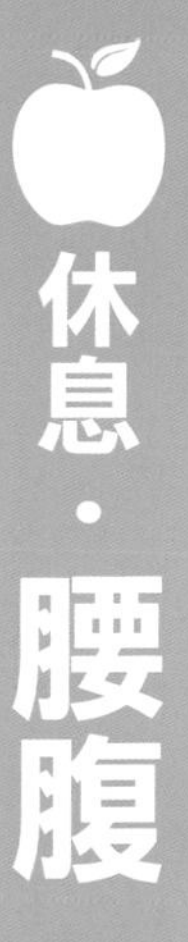

02 跪坐推腰

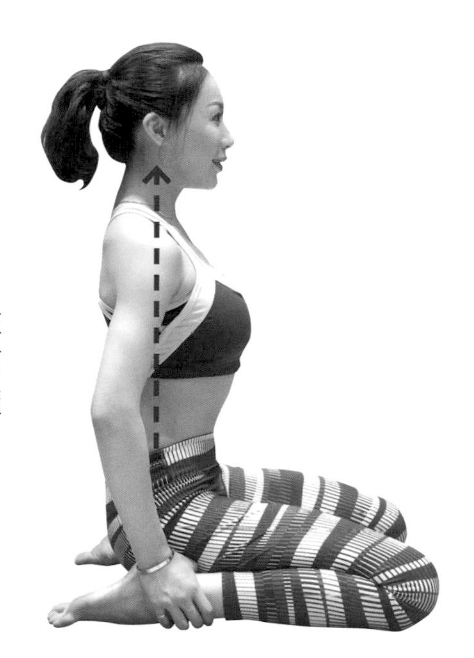

Step 1
雙腿曲膝浮坐

雙腳打開與肩同寬，向下浮坐在彎曲的雙腳上，柔軟度好者可直接坐地，挺胸收腹；雙手輕握腳踝。深吸氣。

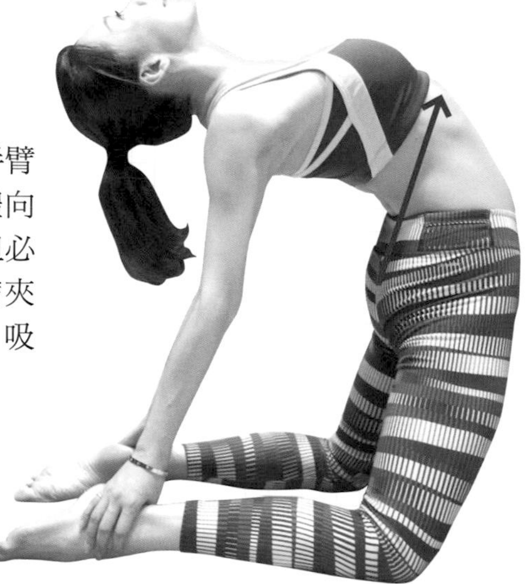

Step 2
抓腳踝向前推身

慢慢吐氣，雙手抓緊腳踝，手臂向上撐起打直，慢慢將身體向前推，腹部推到最高極限，但必須維持順暢呼吸；臀部內縮夾緊，頭部向後仰，維持8秒。吸氣回位，重覆動作8回。

03 抱腿扭轉

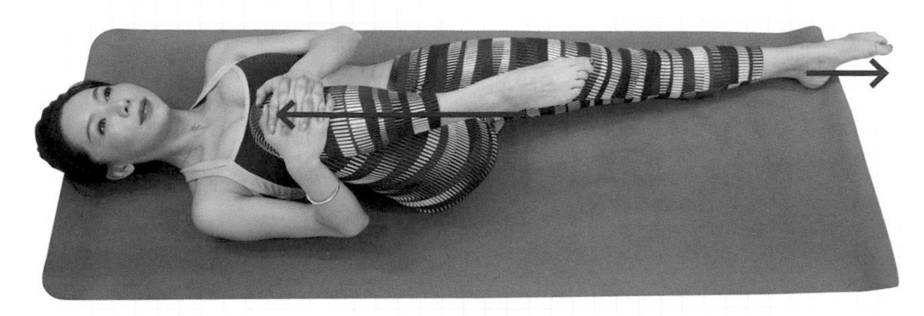

Step 1
仰躺，抱右膝貼胸

全身仰躺，左腳伸直、右膝上抬，雙手抱緊右膝貼胸，維持8秒，拉伸後臀。深吸氣。

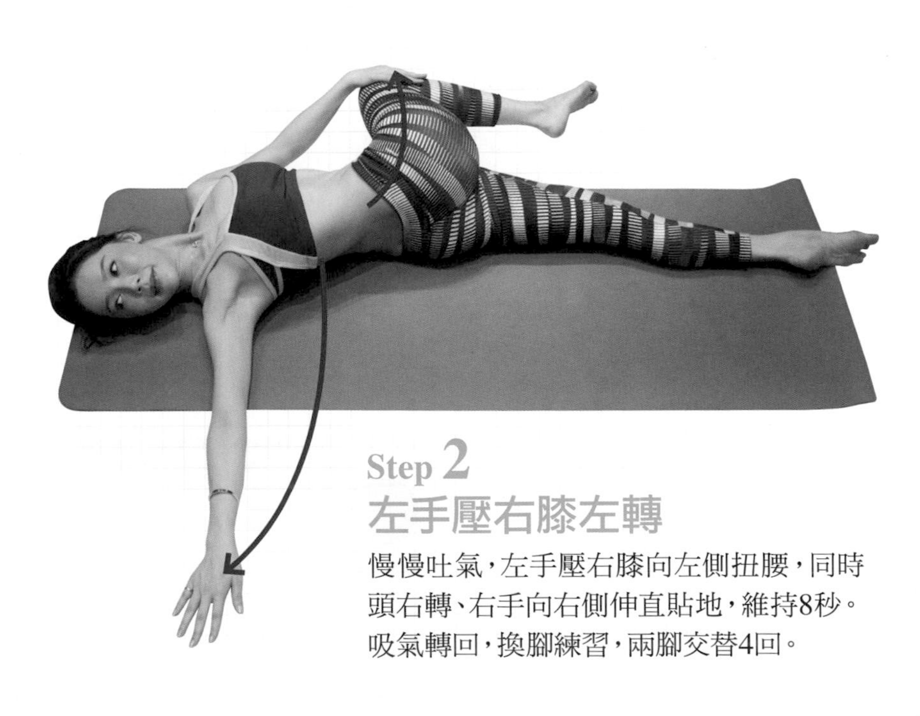

Step 2
左手壓右膝左轉

慢慢吐氣，左手壓右膝向左側扭腰，同時頭右轉、右手向右側伸直貼地，維持8秒。吸氣轉回，換腳練習，兩腳交替4回。

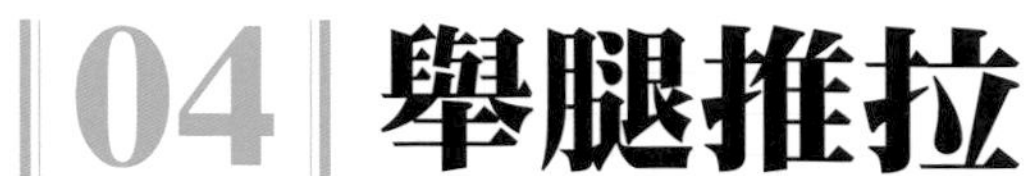

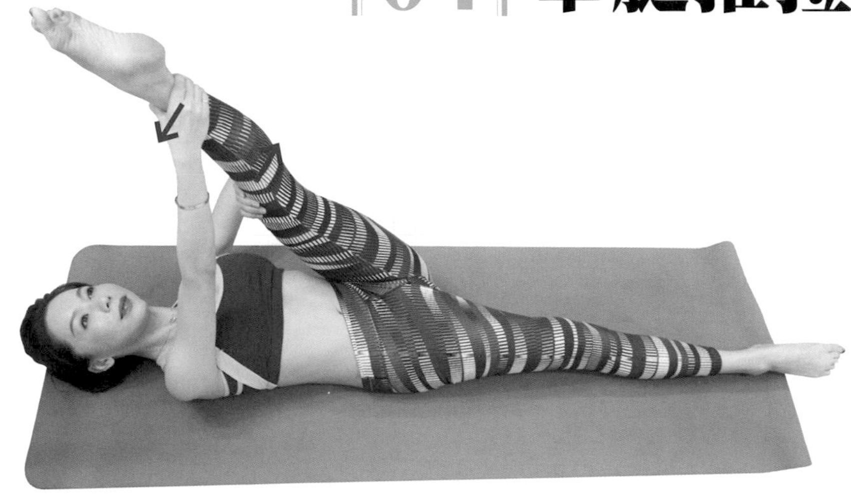

Step 1
一推一拉舉直單腿

全身仰躺，吸氣，右腿向前伸直，左腿舉高伸直；左手抵左膝，右手抓左踝。吐氣，左手把腿向外推，右手向內拉，一推一拉維持8秒放下，保持呼吸順暢。

Step 2
換腿推拉

吸氣，換腿練習，左右交替4回。肩膀盡量貼地。

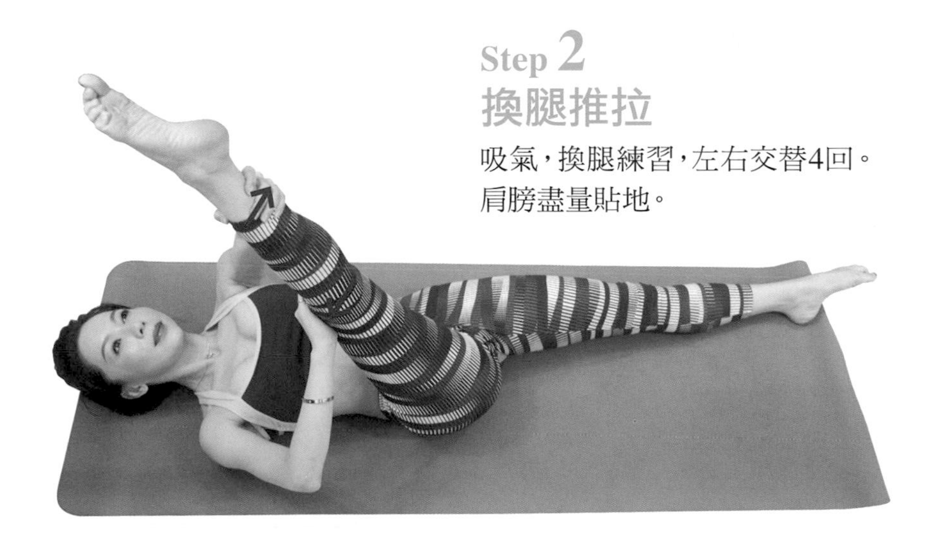

05 前趴拉腳

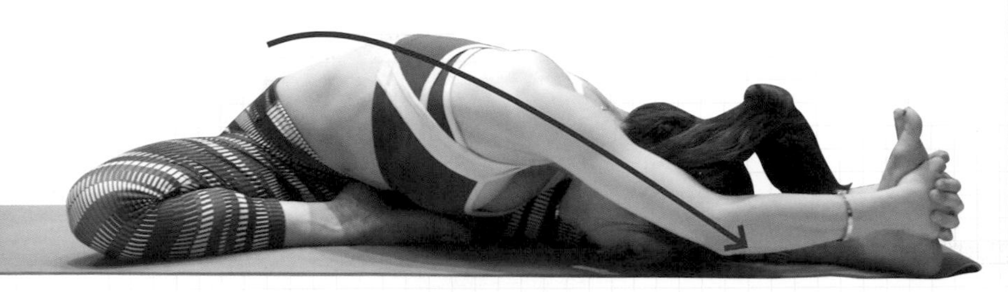

Step 1
曲右膝，雙手抓左腳掌前趴

雙腿大開坐地，左腳向外伸直，右腳向內彎曲。深吸氣，吐氣，上身向左側彎，雙手抓左腳掌，左膝勿彎，維持8秒。

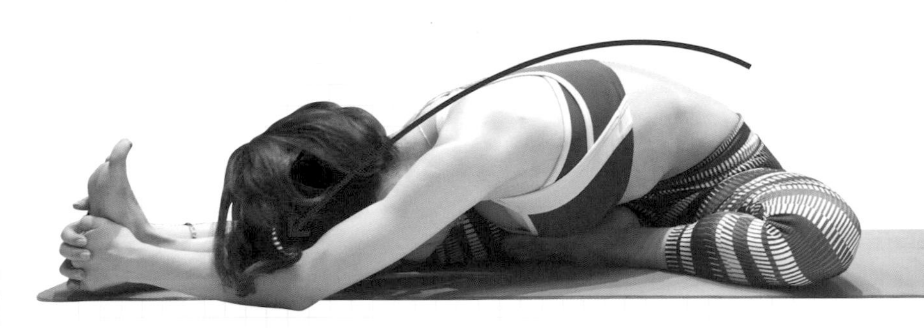

Step 2
換抓右腳掌前趴

吸氣回位，吐氣，右腳向外伸直，左腳向內彎曲，抓右腳掌前趴，左右交替4回。柔軟度差者可拿毛巾勾腳底當輔助，雙手用力拉毛巾，幫助身體前趴拉伸。

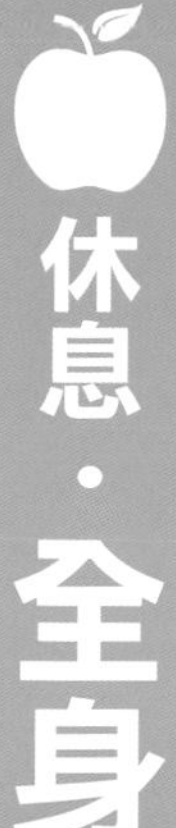

06 前彎晃身

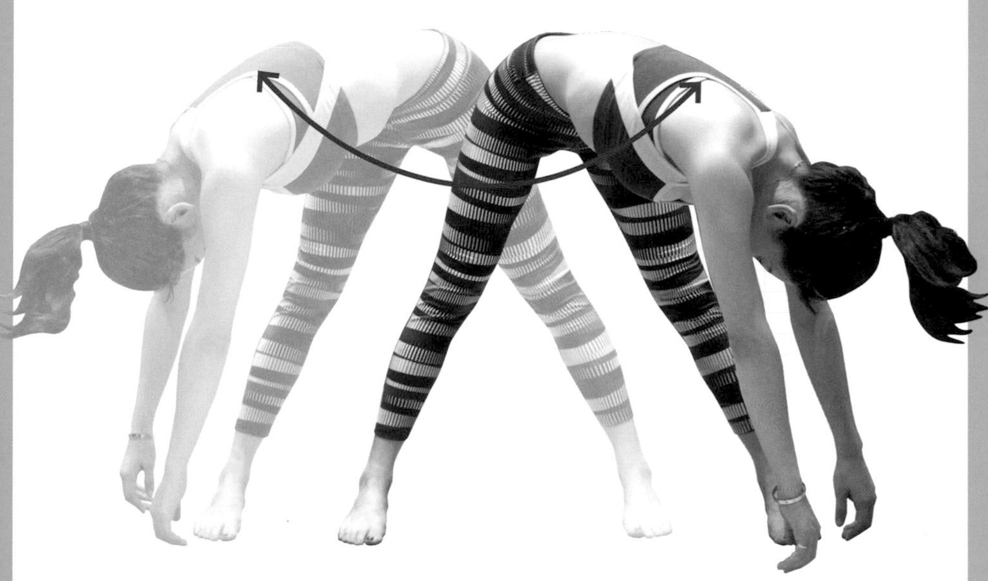

Step 1
雙腳大開站立

站立，雙腳打開2倍肩寬，膝蓋不可彎曲。

Step 2
身體前彎，放鬆左右晃

上身往前彎，頭手自然垂放，身體向左、右兩側擺動1分鐘，盡量放鬆身體。注意，雙腳踩穩、不動，避免跌倒，速度不可過快。

PART 4 吃！

飯前吃、當正餐吃，都能「助瘦」！2種方式享用「蘋果餐」，不挨餓就能讓妳輕鬆瘦！

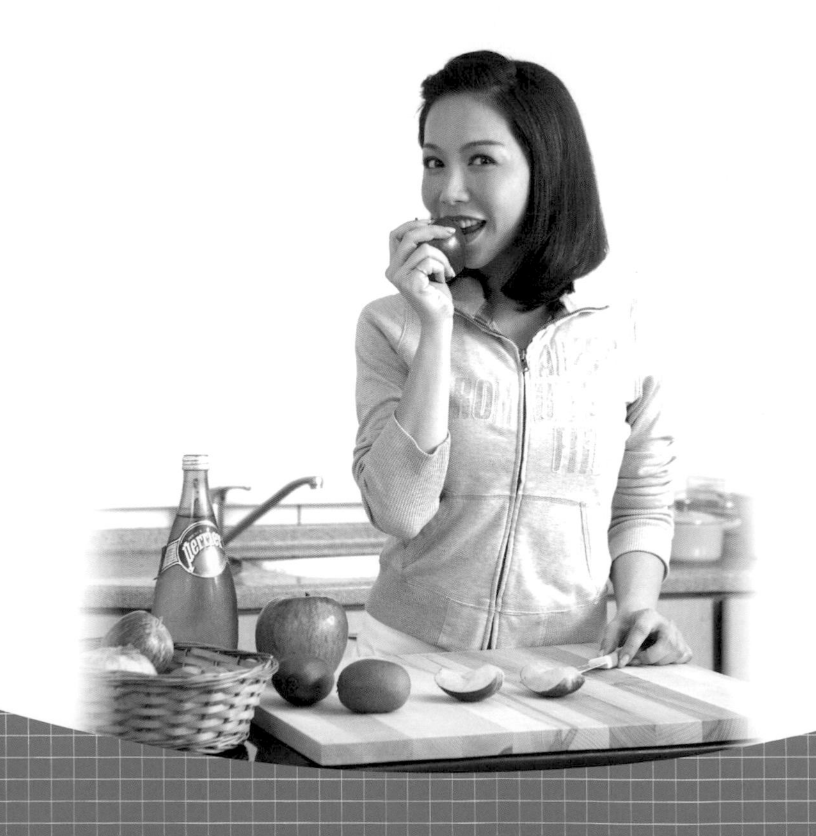

學員都說讚4

認識昕諭（小霓老師）時，我在舞蹈教室擔任櫃檯接待的工作。只見每回上課前，學員們是帶著下班後的疲憊與期待進入教室；但下課後，卻往往帶著「更加疲憊」但卻滿足的表情離開——因為中間經過小霓老師的「有氧」洗禮！

直到現在，我仍記得她上課時不斷High起來的聲音，尤其到了尾聲的時候，她那近乎鬼叫的數拍方式及動作提醒，更是環繞了整個舞蹈教室，讓電話線幾乎要全面停擺——她就是這樣一個全心全意投入每一堂課的老師！而她的堅持和細心教學，也讓她累積了不少忠實學員，學生們幾乎把她當成偶像來崇拜，當然也造就出她在業界屹立不搖的地位。

在我的學舞之路上，小霓老師也扮演了重要角色，雖然平常大家相處嘻嘻哈哈，但只要一到上課時間，她就是一點都不馬虎！她的眼神往往像利刃一般，一眼就看出我的破綻：腳不夠開、大腿不夠用力、臀部還要再收、腹部提得不夠高、手部線條不夠優美，甚至連腳掌、腳尖都會被注意到是不是用對了力量——她真是我的良師益友。

大多數女性想要的身形，應該都是「凹凸有致、曲線玲瓏」，而非大塊肌肉，或不健康的皮包骨吧！但許多人對於瘦身的迷思，不外乎「體重減輕就是有瘦」、「肌肉痠痛就是真的有運動效果」、「少吃一定會瘦」……等。但其實「身體的緊緻、精實程度」才更為重要。

而出身於舞蹈科班、又具有專業有氧教練證照的小霓老師，不僅擁有豐富的教學經驗，更精通芭蕾舞、民俗舞、現代舞、有氧、流行……等種種舞蹈。而**這本書，正是她交叉融合各種舞蹈精髓、去蕪存菁而寫出來的代表作，讓大家可以在生活中簡單實踐的瘦身操。**

請相信妳手上的書，並且記住「持之以恆」，妳的身型將會有莫大的改變——加油吧，各位，讓我們跟著小霓老師的方向走，一定也能擁有像她一般的完美曲線！

學員 高綺蝌

方法❶

用蘋果取代做操後的一餐，
1天減少攝取500卡熱量。

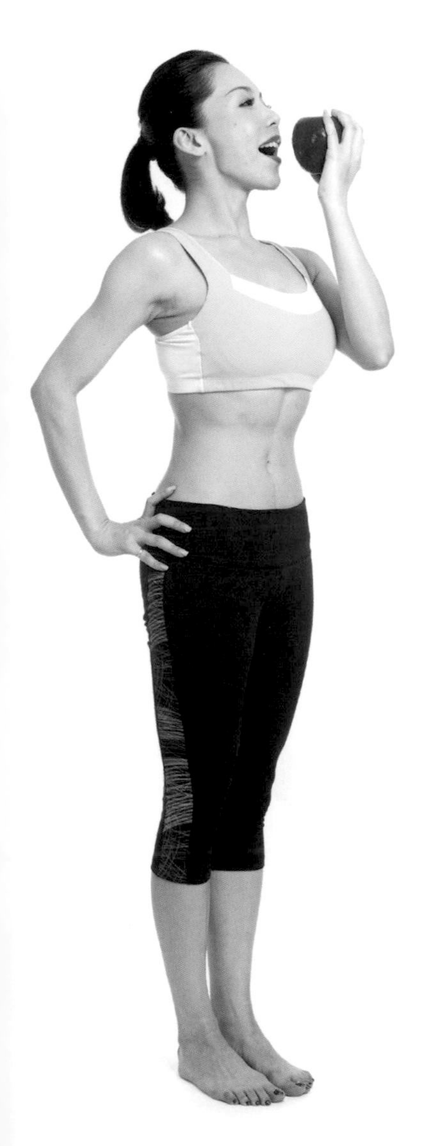

做完了讓全身纖瘦窈窕的「蘋果操」，千萬別就放心的大吃大喝；手上這顆蘋果妳可以直接把它吃掉，代替一頓正餐，發揮「雙效燃脂」的功效。

1顆蘋果的卡路里遠低於我們平常吃的1餐，能給妳「輕斷食」減油清腸的效用，但不會有「斷食」的衝擊傷害；蘋果內含膳食纖維、醣類、水份、維生素、礦物質等多種人體必需的營養素，還有生食天然蔬果特有的活性酵素，能補充體內消化燃脂所需的燃料。

一般女性1天建議攝取的總熱量約1800卡，當其中一餐妳以一顆蘋果約100卡取代（150克的小蘋果熱量約77卡，300克的大蘋果約160卡），加上另外兩餐正常吃各600卡，則一天攝取的總熱量為1300卡，等於妳1天就減少吃進500卡熱量。參考營養學說7700卡可減1公斤，這就是說，妳只要靠「1天1蘋果取代1餐」，2週就能確實甩油1公斤，還能清光宿便、細嫩肌膚。

不過要提醒大家，千萬不能三餐只吃水果，一來女性每天基礎代謝所需的熱量約1200卡，三餐總熱量和各類營養素要攝取足夠，代謝力和燃脂力才會足夠，不然吃越少反而越減越肥；或身體為了維持正常運作，而動用到珍貴的胸部脂肪，讓妳罩杯縮水！二來吃太多蘋果，大量的水果酸可能讓妳腸胃痛，長期甚至胃潰瘍，反而得不償失！一旦恢復一般飲食也會立馬復胖啊！

方法❷

吃飯前先吃一顆蘋果，

增加飽足感，減少吸收餐點熱量。

如果用餐時間妳想吃蘋果，也想吃正餐，那先吃哪一個呢？以前說「飯後吃水果」，是補充膳食纖維，促進腸道蠕動、助消化和排便。

但近年來很多醫師都推廣一個新觀念，就是「飯前吃水果」對想減肥者比較有益，因為能增加飽足感，幫助控制食慾，避免正餐吃太多，還能吸收到較多的維生素，各種營養素也不會被其它食物干擾。像用腦的上班族、學生族和高血壓患者，適合在早餐前吃蘋果，可以多吸收蘋果中的磷質。

此外，也有胃腸很差的學員向我證實專家的說法，就是改成在「兩餐之間吃水果」，就不會脹氣不舒服，因為避免水果在胃裡發酵太久。像在下午4點左右吃顆蘋果，可以調節血糖，就不會想亂吃零食！

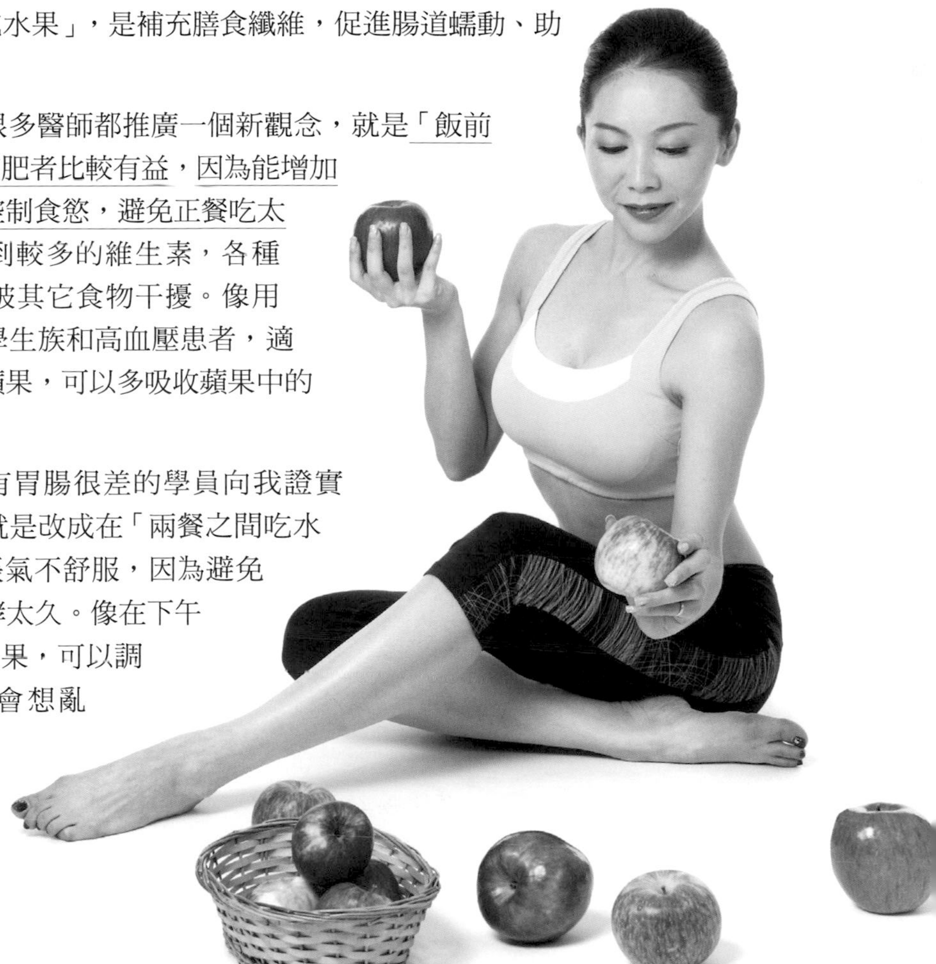

小霓老師專欄

在辦公室就能處理，蘋果聰明吃更健美瘦！

現在妳也知道「An apple a day keeps the doctor/**fat** away.」，既然每天吃1顆蘋果會容易瘦，那為了不讓大家吃到膩，我為學員們整理改良了**「五花八門吃蘋果法」**，都是不用廚藝道具、或是利用辦公室常有的小家電，就能處理現吃的瘦身代餐和點心喔！

蘋果的果膠經加熱，活性比生的增加9倍，抑制膽固醇和中性脂肪的效用大增！

蘋果生吃有最豐富的酵素、維生素和纖維質。另一方面，營養學家研究指出，蘋果皮中富含的果膠，經過適當加熱，活性比生的增加9倍。在PART 2我說過，果膠是蘋果幫我們甩油的最大功臣，能抑制膽固醇和中性脂肪，不會在臟器囤積或亂入血液到處作怪。所以偶爾變化一下，**吃個五分熟的「熱蘋果」也不錯喔！**

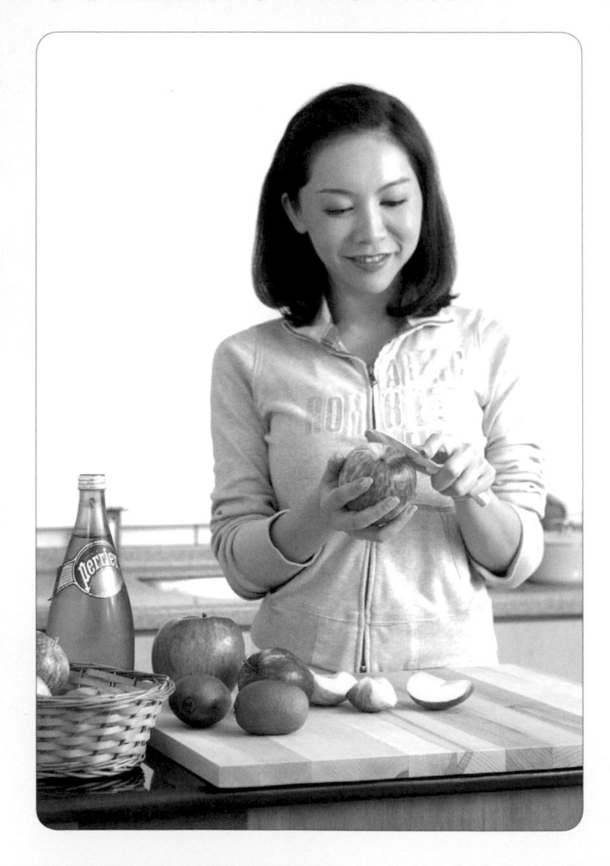

TIP 1 洗乾淨帶皮吃

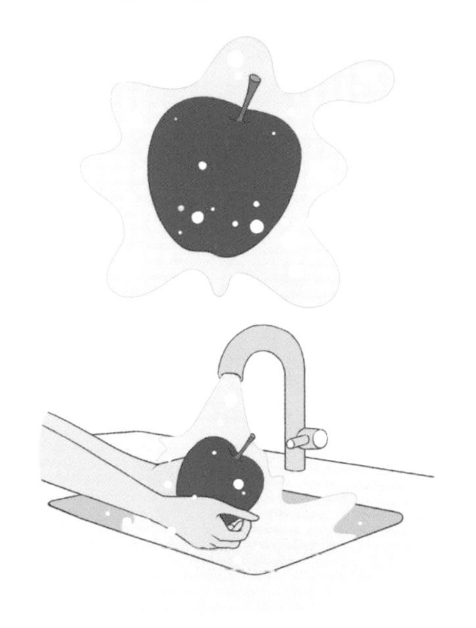

- 當代餐，或吃肉食、大餐前吃顆蘋果，果皮的果膠能吸油排油。
- 要生吃的蘋果盡量選無打蠟或打蠟少、顏色自然的。
- 洗蘋果用流水連續沖數分鐘，一邊用刷布或手擦洗，表皮有澀感就是已把水蠟洗掉。頭尾凹處切除不要吃。
- 水果盡量現洗現切現吃，避免久放氧化。

TIP 2 蘋果地瓜沙拉

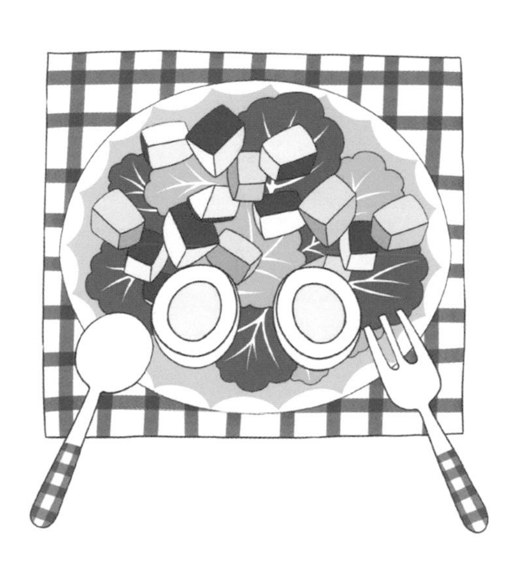

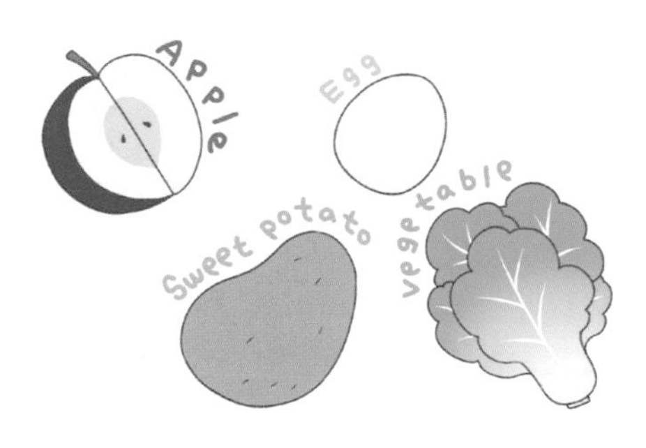

- 蘋果切片，拌便利店買的烤地瓜、生菜或水煮蛋（補充蛋白質），飽足又方便。
- 削皮備用的蘋果片，可用檸檬水或鹽水浸泡，防止果肉氧化變色。

台灣廣廈國際出版集團
Taiwan Mansion International Group

國家圖書館出版品預行編目（CIP）資料

5分鐘深層肌肉鍛鍊術：1天減掉500卡的最強減脂蘋果操，
腰腹臀腿全瘦到！/ 楊昕諭作. -- 新北市：台灣廣廈 ,2017.05
面；　公分. -- (輕美人系列 ; 16)
ISBN 978-986-130-359-8（平裝）
1. 健身操　2. 運動健康

100　　　　105016122

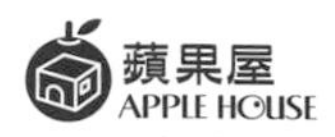

5分鐘深層肌肉鍛鍊術　1天減掉500卡、腰腹臀腿全瘦到的「最強減脂蘋果操」！（附50分鐘示範教學DVD）

作　　者／楊昕諭
編輯中心／第二編輯室
編 輯 長／張秀環・編輯／李念穎
封面設計・內頁排版／何偉凱
製版・印刷・裝訂／皇甫彩藝印刷有限公司

發 行 人／江媛珍
法律顧問／第一國際法律事務所 余淑杏律師・北辰著作權事務所 蕭雄淋律師
出　　版／台灣廣廈有聲圖書有限公司
地址：新北市235中和區中山路二段359巷7號2樓
電話：（886）2-2225-5777・傳真：（886）2-2225-8052

行企研發中心總監／陳冠蒨
國際版權組／王淳蕙・孫玫
公關行銷組／楊麗雯
綜合業務組／莊勻青
地址：新北市235中和區中和路378巷5號2樓
電話：（886）2-2922-8181・傳真：（886）2-2929-5132

全球總經銷／知遠文化事業有限公司
地址：新北市222深坑區北深路三段155巷25號5樓
電話：（886）2-2664-8800・傳真：（886）2-2664-8801
網址：www.booknews.com.tw（博訊書網）
郵 政 劃 撥／劃撥帳號：18836722
劃撥戶名：知遠文化事業有限公司（※單次購書金額未達500元，請另付60元郵資。）

■出版日期：2017年05月
ISBN：978-986-130-359-8